Necesidad de Crecimiento Personal

Coordinadora Editorial: *Alba Flores Reyes*

Editor: *Diego Molina Ruiz*

Copyright © 2017 Diego Molina Ruiz (Editor)

Edita: sapientiaEd diegomolinaruiz@gmail.com

Coordinadora Editorial: Alba Flores Reyes

Diseño de portada: Diego Molina Ruiz

Imagen de portada: María López Zapata

Título de la obra: Necesidad de Crecimiento Personal

Libro número 12

Serie: Notas sobre las 14 Necesidades de Virginia Henderson

Primera edición: 10/10/2017

Nº de páginas: 148

Autora: Mª del Pilar García Sánchez-Valladares

Autora: Cristina Moreno Zapardiel

All rights reserved / Todos los derechos reservados

ISBN-10: 197837142X
ISBN-13: 978-1978371422

Edición impresa en papel y ebook disponible en:
www.amazon.com y www.amazon.es

TÍTULO DE LA OBRA:
NECESIDAD DE CRECIMIENTO PERSONAL

LIBRO NÚMERO 12
SERIE: NOTAS SOBRE LAS 14 NECESIDADES DE VIRGINIA HENDERSON

AUTORAS:
Mª DEL PILAR GARCÍA SÁNCHEZ-VALLADARES
CRISTINA MORENO ZAPARDIEL

EDITOR: *Diego Molina Ruiz*

Libro 12 NECESIDAD DE CRECIMIENTO PERSONAL

PRESENTACIÓN

El arte de cuidar remota desde tiempos inmemorables, con una constante evolución de la evidencia científica, nuevos descubrimientos, técnicas así como mejoras en los procedimientos actuales.
Estamos en un momento en el que la calidad de la salud es más que la propia vida, y el equilibrio entre la mente y cuerpo es aquel que hace que una persona alcance su máximo esplendor y satisfacción en la vida. La Independencia es sinónimo de salud.
El lector puede comprobar gratamente el más actual abordaje hasta el momento de manera concisa y completa de los procedimientos en cada una de las 14 necesidades de Virginia Henderson: respiración, alimentación, eliminación, movimiento, sueño y descanso, arreglo personal, temperatura, higiene, seguridad, comunicación, creencias, crecimiento personal, entretenimiento y aprendizaje. De esta manera ayuda tanto a los estudiantes como a los profesionales a subsanar los errores que podamos estar cometiendo actualmente o a completar carencias actuales que presentemos en nuestros cuidados basados siempre en la mejor evidencia disponible.
La referencia a los cuidados está presente en todo el recorrido de la colección. Hoy en día no sería posible el abordaje del cuidado del paciente como ser biopsicosocial sin reconocer el aporte cada miembro del equipo sanitario. Por ello esta colección aporta el enriquecimiento multidisciplinar y cooperación de las diferentes categorías profesionales sanitarias. En este aspecto, en la colección se contempla una amplia visión de las actuaciones centradas en el paciente y no tanto hacia la técnica.
Nuestra profesión avanza a pasos agigantados y nosotros, como no puede ser de otra manera, con ella.
En palabras de la propia Virginia Henderson "La enfermera es temporalmente la conciencia del inconsciente, el amor de vida para el suicida, la pierna del amputado, los ojos del recientemente ciego, el medio de locomoción para el infante, y una voz para aquéllos demasiado débiles para hablar".

Alba Flores Reyes
Coordinadora Editorial

EDITOR: *Diego Molina Ruiz*

DEDICATORIA

El presente libro en particular y la colección "Notas sobre las 14 Necesidades de Virginia Henderson" a la que pertenece, en general, van dedicados a todas las personas interesadas en alguna de las necesidades que aquí se tratan. Y en particular a las personas que cuidan, sean familiares, profesionales o amigos. Y también a todas las personas interesadas en conocer o practicar todo el saber que su lectura ofrece.

¡Salud y Ánimo!

Diego Molina Ruiz

EDITOR

CONTENIDO

1	Introducción	1
2	Conceptos	3
3	Emociones	13
4	Diagnósticos	25
5	Proceso Agudo	49
6	Proceso Crónico	53
7	Proceso Terminal	71
8	Resumen	83
9	Bibliografía	87
10	Anexos	101

AGRADECIMIENTOS

A todo el elenco de autores que han hecho posible la elaboración del presente libro y en su conjunto toda la colección que forman la serie denominada "Notas sobre las 14 Necesidades de Virginia Henderson". A su coordinadora editorial y a un equipo de profesionales que destacan por su incansable interés por indagar en éstas necesidades y la innovación basada en la evidencia. El conocimiento apoyado por la investigación y la experimentación de prácticas clínicas que conforman la experiencia del trabajo diario. Con la observación y recogida de las anotaciones necesarias para ser plasmadas y compartidas a través los textos incluidos en ésta obra.

1 INTRODUCCIÓN

La tarea que ocupará el presente libro consiste en desarrollar, desde un punto de vista multidisciplinar, el modelo de Necesidades Básicas descrito por Virginia Henderson, y más concretamente el de la doceava necesidad (Crecimiento Personal).
Virginia Henderson, enfermera norteamericana nacida en 1897, forjó su interés por la profesión durante la I Guerra Mundial, dedicando gran parte de su carrera profesional, en la Universidad, a la enseñanza e investigación en materias relacionada con la enfermería.
Su modelo parte de una serie de supuestos teóricos tales como: "Cada individuo es una totalidad compleja que requiere satisfacer necesidades fundamentales". De él se podría extraer la definición del propio ser humano como un ser biopsicosocial que necesita satisfacer primero unas necesidades básicas para así poder continuar satisfaciendo otras superiores[1].En este punto sería interesante señalar que la necesidad de crecimiento personal pertenece a las de orden superior, al ser totalmente necesario que las que le preceden estén satisfechas y así poder llegar a centrarnos en la persona que esté a nuestro cargo, es decir: el paciente.
Para ponernos en antecedentes sobre la teoría de Virginia Henderson, se hace imprescindible hablar también de la teoría motivacional de Abraham Maslow y su Jerarquía de las Necesidades Humanas; considerando la motivación, siempre que se lleguen a satisfacer cinco necesidades, unas de orden inferior y otras de orden superior, siguiendo un orden jerárquico. En ella se afirma que los individuos se encuentran en constante estado de motivación, ya que cuando satisfacen un deseo surge uno nuevo más elevado que el anterior. Por lo tanto, la persona no pasará a un nivel superior en la pirámide si los niveles inferiores no están completamente satisfechos (*Véase en Anexo 1*)[2].
En la base de la pirámide de Maslow aparecen las necesidades fisiológicas

seguidas de las de: seguridad, afiliación, reconocimiento y por último las de autorrealización. Siendo en la cúspide dónde se podría englobar la necesidad de Crecimiento Personal, descrita en el modelo teórico de Henderson, que ocupa este volumen y engloba diversos conceptos que se desarrollarán en el grueso del libro, como son: toma de decisiones, autoestima, manejo de las emociones y resiliencia, entre otros.

2 CONCEPTOS

A continuación se pasarán a definir diversos términos esenciales para la comprensión de lo expuesto en el volumen, girando todo ello en torno a la importancia de la necesidad número doce de Crecimiento Personal del modelo teórico de Virginia Henderson.

2.1 EVOLUCIÓN DEL CONCEPTO DE SALUD

La Organización Mundial de la Salud (OMS), en el año 1946, ya definía el concepto de salud en términos positivos, como: "El estado de completo bienestar físico, mental y social, y no solamente por la ausencia de afecciones o enfermedades"[3].

Frente a anteriores definiciones, ésta ofrece aspectos innovadores como la de mostrarse en términos más positivos, añadiendo además el área mental y social a la puramente biológica aceptada hasta el momento. Así pues, una persona está sana no sólo porque posee un cierto bienestar físico, sino también por sus disposiciones mentales y por las condiciones sociales en las que se desenvuelva. La nueva concepción considera la salud como un objetivo social que se debe tener muy presente[4].

Sin embargo, algunos autores discrepan de esta definición por considerarla utópica, estática y subjetiva[5].

- Utópica: porque el "completo" estado, tanto de salud como de enfermedad, no existe, ya que no se trata de condiciones absolutas, existiendo siempre entre ambos extremos gradaciones intermedias; así mismo el término "completo" es más la expresión de un deseo que una realidad alcanzable[5].
- Estática: porque considera la salud como un "estado", una situación, un nivel-estanco, y no como un proceso dinámico[5].
- Subjetiva; porque la idea de bienestar, como la de malestar, depende del propio individuo. Una persona se puede encontrar mal

pero es un sentimiento difícilmente objetivable, cuantificable. El bienestar o malestar no son aspectos observables y medibles con una unidad que pueda servir para todos[5].

A pesar de los aspectos criticables de esta definición, el hecho de indicar con claridad las tres dimensiones de la salud, física, psíquica y social, ha supuesto una gran aportación, dotándola de una concepción más global[4].

La construcción de los conceptos de salud y enfermedad ha continuado evolucionando. El pensamiento de que existe una sola causa en cada una de las enfermedades y que la mayoría de ellas son producidas por gérmenes ha sido criticado por la importancia del psiquismo, por la influencia del entorno físico y social, y como consecuencia del resultado del análisis delas principales enfermedades actuales. Reumatismos, enfermedades pulmonares, tumores, problemas cardiovasculares, SIDA, accidentes de tráfico, arterioesclerosis, diabetes, etc., son las principales causas de muerte actual en las sociedades avanzadas. En la mayor parte de ellas aparecen como causantes factores que no son estrictamente biológicos sino conductuales[4].

Esta concepción sitúa al individuo como protagonista de su propia salud, ya que lo hace responsable de las acciones que pueden deteriorarla o mejorarla. Al mismo tiempo pide su esfuerzo personal para conseguir el máximo de autonomía y capacidad de funcionar, de forma que no sea dependiente de los demás. Sin embargo también entiende la salud con una dimensión social, por lo que solicita la solidaridad para la mejora de la calidad de vida[4].

La indicación de que la salud es una manera gozosa de vivir, se refiere a la disposición para hacer frente a los problemas diarios y así mantener la necesaria salud mental. Encontrar la alegría en cualquier situación es una de las fórmulas para obtener la salud: satisfacción en el trabajo, en las relaciones personales, en el ocio, etc.[4]

Convertir en extraordinarias las acciones cotidianas constituye un buen método para conseguir un mayor grado de salud. El bienestar psíquico es una de las dimensiones de la salud y la capacidad de superarlas dificultades y riesgos diarios el punto de partida de una prometedora estrategia sanitaria de las personas[4].

Además, al estudiar las principales enfermedades de la sociedad actual se observa también como la conducta de los individuos tiene tanta importancia, como la pueda tener el medio ambiente, por lo que a la concepción de salud, como equilibrio con el entorno, deberíamos añadirle además el concepto de salud como estilo de vida[4].

El concepto "estilo de vida", es usado para expresar el conjunto de conductas que conforman el modo de vida en el que intervienen factores tales como: la dieta, el ejercicio físico, el posible consumo de drogas, etc. Por lo tanto se considera al individuo como el principal responsable de las consecuencias que tenga para su propia salud. Todo ello lleva al error de excluir a la sociedad, al ambiente y a las instituciones del papel causal en el origen de la enfermedad y de su desigual distribución. Tanto la elección de una mejor alimentación, de hacer ejercicio físico, de no beber o hacerlo moderadamente, de no fumar, como de no consumir otras drogas, depende en gran medida del ambiente cultural, social, económico e incluso físico en el que se vive. La elección de un estilo de vida saludable no sólo depende de la voluntad ("querer"), sino también del conocimiento ("saber") y de la accesibilidad del mismo ("poder")[4].

En la construcción del concepto de salud todas las ideas anteriores han sido importantes para modelar la representación actual: oposición a la enfermedad, bienestar físico, psíquico y social, capacidad de funcionamiento, equilibrio con el entorno, manera de vivir alejada del riesgo. También deberíamos añadir la acción para modificar nuestro propio entorno: no se trata ya de adaptarnos al ambiente sino de intervenir en el mismo[4].

Este concepto, más complejo que los anteriores, es expresado por la OMS (1985) diciendo: "La salud es la capacidad de realizar el propio potencial personal y responder de forma positiva a los problemas del ambiente". Se considera la salud como un recurso para la vida, pero no como el objeto de la misma[6].

Se abandona definitivamente la concepción de salud como un estado o situación, más o menos utópica y abstracta, y se da importancia al desarrollo de todas las capacidades individuales de la persona que se consigue mediante un proceso permanente y continuo. La salud se entiende como una conquista diaria por la que podemos mejorar nuestra calidad de vida. No consiste en un proceso acabado, en algo determinado que se tiene o no se tiene, sino que se trata de la posibilidad de conseguir cada vez mayores cotas de salud. No vivimos para tener salud, sino que procuramos tener salud para vivir con más intensidad y mejor. Y esta salud, acompañada de un mayor o menor grado de enfermedad, nos debe servir para hacer frente a los problemas cotidianos[4].

A modo de resumen, podríamos asegurar que las concepciones de salud son muchas y se han ido sucediendo de forma que cada una ha ido aportando nuevos matices a las anteriores, hasta llegar a completar la idea que hoy en día tenemos[4].

Tradicionalmente el concepto de salud ha ido a remolque del de enfermedad, al que se le ha dado más importancia. A medida que éste ha ido cambiando lo ha hecho aquel. La Psicología, la Ecología, las Ciencias de la Conducta y las necesidades de la propia sociedad, han ido conformando una nueva visión de la salud dotándola de una naturaleza propia con unas determinadas características, sin renunciar por ello a la idea de oposición a la enfermedad[4].

El concepto de salud no consiste en la última definición dada por la (OMS), ni tampoco cada matiz nuevo sustituye al anterior. La idea que poseemos se ha ido construyendo de manera sumatoria, dependiendo de las necesidades por las que la sociedad ha ido pasando; construyendo un edificio formado por ladrillos, con las aportaciones de gran parte de concepciones anteriores[4].

Buscar la salud no significa buscar la inmortalidad; como tampoco luchar por la salud es evitar la muerte, pero sí significa luchar contra cierto tipo de muertes. El hecho de que nuestras expectativas de vida sean cada vez mayores, de que vayamos añadiendo años a la vida, significa que aumenta la probabilidad de adquirir cierto tipo de enfermedades crónico-degenerativas. Nosotros tenemos la posibilidad de retardar su aparición, de controlarlas, de saber convivir con ellas; en suma, de añadir vida a los años que vamos ganando[4].

2.2 EVOLUCION DEL CONCEPTO DE CALIDAD DE VIDA

El interés por la Calidad de Vida ha existido desde tiempos inmemorables. Sin embargo, la aparición del concepto como tal y la preocupación por la evaluación sistemática y científica del mismo es relativamente reciente. La idea comienza a popularizarse en la década de los 60, hasta convertirse hoy en un concepto utilizado en ámbitos muy diversos como son: salud, salud mental, educación, economía, política y el mundo de los servicios en general[7].

En un primer momento, la expresión Calidad de Vida aparece en los debates públicos en torno al medio ambiente y al deterioro de las condiciones de vida urbana. Durante la década de los 50, y a comienzos de los 60, el creciente interés por conocer el bienestar humano y la preocupación por las consecuencias de la industrialización de la sociedad hacen surgir la necesidad de medir esta realidad a través de datos objetivos; y desde las Ciencias Sociales se inicia el desarrollo de los indicadores sociales-estadísticos que permiten medir datos y hechos vinculados al bienestar social de una población. Estos indicadores tuvieron su propia evolución siendo en un primer momento referencia de las condiciones objetivas, de tipo económico y social, para en un segundo momento contemplar elementos subjetivos[8].

En los 70 y comienzos de los 80, la Calidad de Vida comienza a definirse como un concepto integrador que comprende todas las áreas de la vida (carácter multidimensional), y hace referencia tanto a condiciones objetivas como a componentes subjetivos[7].

Transcurridos más de 20 años, aún existe una falta de consenso sobre la definición del constructo y su evaluación. A pesar de existir muchas definiciones de Calidad de Vida a continuación se muestra el modelo planteado por la Organización Mundial de la Salud (OMS), a través del grupo WHOQOL (World Health Organization Quality Of Life); es tal y como se observa en la Figura 2 (*Véase en Anexo 2*)[9].

Este modelo presentado por la OMS no es el único ni ha logrado el consenso de todos los investigadores. Pese a esto, cabe destacar la importancia que se otorga a la influencia que ciertos factores tienen en la percepción individual, tales como: las metas, las expectativas y los intereses; siendo el proceso cognitivo el factor modulador principal de la evaluación de la Calidad de Vida (CV)[9].

Tal como se puede apreciar, no existen criterios únicos para definir la CV, sin embargo, en su definición suelen aparecer palabras tales como bienestar, satisfacción, multidimensional, subjetivo/objetivo; que parecen dar un marco común a la diversidad de definiciones, pudiéndose llegar a una definición global de CV como: el nivel percibido de bienestar derivado de la evaluación que realiza cada persona, de elementos objetivos y subjetivos, en distintas dimensiones de su vida. Al ser una medida de autoinforme se centra en la evaluación que una persona hace de su nivel de bienestar y satisfacción. El resultado final conjuga las diversas valoraciones que hace el propio sujeto sobre las distintas aristas de su vida y de qué manera percibe bienestar o malestar referente a ellas[10].

2.2.1 Líneas de Investigación sobre Calidad de Vida en distintos ámbitos de los Servicios Humanos.

En los últimos años, los avances de la medicina han posibilitado prolongar notablemente la vida generando un incremento importante de las enfermedades crónicas. Ello ha llevado a poner especial acento en un término nuevo: "Calidad de Vida Relacionada con la Salud". Este concepto se entiende como un modo de referirse a la percepción que tiene el paciente de los efectos de una enfermedad determinada, o de la aplicación de cierto tratamiento en diversos ámbitos de su vida, especialmente de las consecuencias que provoca sobre su bienestar físico, emocional y social. Actualmente hay importantes trabajos realizados sobre intervenciones en personas con cáncer, sida, asma y esclerosis múltiple, entre otras. También se han estudiado las repercusiones del grado de apoyo social, el funcionamiento personal y el nivel de autonomía en la Calidad de Vida en enfermedades crónicas[7].

Las necesidades, aspiraciones e ideales relacionados con una vida de Calidad, varían en función de la etapa de la vida. Ello ha dado lugar al análisis de los diferentes momentos del ciclo evolutivo: infancia, adolescencia y vejez. En la infancia y la adolescencia los estudios consideran cómo el padecimiento de enfermedades tales como el asma o la diabetes influyen en la satisfacción percibida con la vida. Por otra parte, los estudios realizados en población anciana han prestado especial atención a la influencia que tiene sobre la Calidad de Vida las actividades de ocio y tiempo libre, el estado de salud física, y los servicios que reciben las personas mayores[7].

A modo de conclusión se sabe que a lo largo de este siglo el término Calidad de Vida ha ido evolucionando a la vez lo ha hecho la sociedad, poniendo de manifiesto que su estudio debe estar en constante cambio adecuándose a los individuos y a sus circunstancias personales y de salud.

2.3 CONCEPTO DE RESILIENCIA

Es natural concebir a la persona que sufre una experiencia traumática como una víctima que potencialmente desarrollará una patología. Sin embargo, desde modelos más optimistas se entiende que la persona es activa y fuerte, con una capacidad natural de resistir y rehacerse a pesar de las adversidades. Esta concepción se enmarca dentro de la Psicología Positiva que busca comprender los procesos y mecanismos que subyacen a las fortalezas y virtudes del ser humano[11].

La aproximación convencional a la psicología del trauma se ha focalizado exclusivamente en los efectos negativos del suceso en la persona que lo experimenta, concretamente en el desarrollo del trastorno de estrés postraumático (TEPT) o sintomatología asociada. Las reacciones patológicas son consideradas como la forma normal de responder ante sucesos traumáticos; más aún, se ha estigmatizado a aquellas personas que no mostraban estas reacciones asumiendo que dichos individuos sufrían de raras y disfuncionales patologías. Sin embargo, la realidad demuestra que si bien algunas personas que experimentan situaciones traumáticas llegan a desarrollar trastornos, en la mayoría de los casos esto no es así, algunas incluso son capaces de aprender y beneficiarse de tales experiencias[12].

Un estudio pionero de Wortman y Silver[13] recopila datos empíricos que demuestran que tales suposiciones no son correctas: la mayoría de la gente que sufre una pérdida irreparable no se deprime, las reacciones intensas de duelo y sufrimiento no son inevitables y su ausencia no significa necesariamente que exista o vaya a existir un trastorno. Y es que las personas suelen resistir con insospechada fortaleza los embates de la vida, e incluso ante sucesos extremos hay un elevado porcentaje de personas que muestra una gran resistencia, resultando psicológicamente indemnes o con daños mínimos del evento[12,14].

2.3.1 Reacciones ante la Experiencia Traumática
- Trastorno

La Psicología tradicional se ha centrado mayoritariamente en la respuesta humana, asumiendo que potencialmente toda persona expuesta a una situación traumática puede desarrollar un trastorno de estrés postraumático (TEPT), u otras patologías (Paton et al., 2000), elaborando estrategias de intervención temprana destinadas a todos los afectados por un suceso de esta índole. Sin embargo, el porcentaje de personas expuestas a sucesos traumáticos que desarrollan patologías posteriores es mínimo. Además, no hay que olvidar que del porcentaje de individuos que en los primeros meses pueden ser diagnosticados con alguna patología, la mayoría se va recuperando de forma natural y en un breve espacio de tiempo recupera el nivel normal de funcionalidad[15].

- Trastorno retardado

Algunas personas expuestas a un suceso traumático y que no han desarrollado patologías, en un primer momento, pueden hacerlo mucho tiempo después, incluso años más tarde. Sin embargo, la aparición de este tipo de casos es infrecuente[11].

- Recuperación

Desde la Psicología tradicional se ha tendido a ignorar el proceso de recuperación natural, que, si bien al principio lleva consigo la experiencia de síntomas postraumáticos o reacciones disfuncionales de estrés, con el paso del tiempo se desvanecen. Los datos apuntan a que alrededor de un 85% de las personas afectadas por una experiencia traumática, sigue este proceso de recuperación natural y no desarrolla ningún tipo de trastorno[12].

- Crecimiento Post-traumático

La investigación ha demostrado que es un fenómeno más común de lo que a priori se cree y que son muchas las personas que consiguen encontrar recursos latentes e insospechados en el proceso de lucha que han tenido que emprender[16]. De hecho, muchos de los supervivientes de experiencias traumáticas encuentran caminos a través de los cuales obtienen beneficios de su lucha contra los abruptos cambios que el suceso traumático provoca en sus vidas[11].

- Resiliencia

La resiliencia se ha definido como la capacidad de una persona o grupo para seguir proyectándose en el futuro a pesar de acontecimientos desestabilizadores, condiciones de vida difíciles y traumas a veces graves[16].

Es importante diferenciar el concepto de resiliencia del concepto de recuperación, ya que representan trayectorias temporales distintas. En este sentido, la recuperación implica un retorno gradual hacia la normalidad funcional, mientras que la resiliencia refleja la habilidad de mantener un equilibrio estable durante todo el proceso[12].

La resiliencia propone un nuevo paradigma de desarrollo humano argumentando que no todas las personas que crecen en condiciones de adversidad, pobreza y desigualdad social, están condenadas al fracaso, o a la delincuencia; por el contrario, este concepto hace énfasis en el potencial humano y hace una llamada a la esperanza y a la responsabilidad colectiva en la promoción de cambio social[17].

La pregunta que convendría hacerse sería: ¿Cómo desarrollar entonces la resiliencia para lograr salir adelante frente a situaciones adversas, como traumatismos o amenazas graves, y poder llegar a desarrollarse armoniosa y positivamente?

Las conclusiones permiten establecer que la resiliencia no es una característica absoluta, ni tampoco se adquiere para siempre. Más bien es el resultado de un proceso dinámico con variaciones en función de la naturaleza del trauma, el contexto y la etapa de la vida en que ocurre, que además puede manifestarse de variadas formas según la cultura[18].

Entre las variables que se han estudiado relacionadas con la resiliencia se encuentran características de personalidad y del entorno, tales como: seguridad en sí mismo; apoyo social; propósito en la vida; creencia en que se puede influir en lo que sucede alrededor; y aprender de las experiencias positivas y negativas de la vida[16,19].

De igual forma se han identificado 12 habilidades que distinguen a una persona resiliente[20]:

- Respuesta rápida al peligro: habilidad para reconocer las situaciones que ponen al sujeto en riesgo.
- Madurez precoz: capacidad de hacerse cargo de sí mismo.
- Desvinculación afectiva: separar los sentimientos intensos sobre uno mismo.
- Búsqueda de información: preocupación por aprender lo relacionado con el entorno.
- Obtención y utilización de relaciones que ayuden a subsistir: capacidad para crear relaciones que beneficien a la persona en momentos críticos.
- Anticipación proyectiva positiva: capacidad de imaginar un futuro mejor.
- Decisión de tomar riesgos: asunción de la responsabilidad cuando se toman decisiones, incluso cuando esta implica algún riesgo.
- La convicción de ser amado: creer que se puede ser amado por los demás.
- Idealización del rival: la persona se identifica con alguna característica de su oponente.
- Reconstrucción cognitiva del dolor: identificar los eventos negativos de la forma más aceptable.
- Altruismo: placer de ayudar a otros.
- Optimismo y esperanza: disposición de tomar positivamente lo que depare el futuro.

La investigación basada en la evidencia ha sido concluyente en afirmar que la resiliencia es una variable protectora de la salud física y mental en momentos de enfermedad[21,22]. La enfermedad crónica es considerada como un trastorno orgánico funcional que cambia la vida de una persona; persistente en el tiempo, por lo general, sin principio, curso, ni fin definible; y raramente tiene una cura[23,24]. A continuación, se describen las diferentes patologías donde se ha abordado este constructo:

2.3.2 Diabetes

En un estudio longitudinal de un año, realizado en los EE.UU. con 111 pacientes diagnosticados de diabetes, entre 18 y 75 años de edad, se encontró que la resiliencia, el distrés relacionado con la diabetes y su interacción, predecían en un año la salud física (hemoglobina glicosilada - HbA1c). Las personas con bajos o moderados niveles de resiliencia mostraron fuertes asociaciones entre el aumento del distrés y el empeoramiento de la HbA1c en el tiempo, a diferencia de quienes presentaron alta resiliencia. Por otro lado, bajos niveles de resiliencia se asociaron con menor número de comportamientos de auto-cuidado, lo cual concluye que los recursos de resiliencia como el optimismo, autoestima, autoeficacia y autocontrol, protegen contra el empeoramiento de los niveles HbA1c en la sangre[25].

2.3.3 Cáncer

En un primer estudio desarrollado en Alemania, donde se ha analizado la fatiga de pacientes con cáncer sometidos a radioterapia (RT), se encuentra que éstos tienen mayores niveles de resiliencia que la población en general, siendo la resiliencia una variable predictiva de menor fatiga durante el proceso de la RT. Este hallazgo concuerda con otros estudios donde se ha demostrado que la resiliencia es una importante variable psicológica predictiva no sólo de la calidad de vida, sino de afrontamiento del estrés en momentos de enfermedad[26,27]. Igualmente, en otro estudio desarrollado en Alemania con una muestra de 208 pacientes con cáncer, entre 25 y 85 años de edad, se mostró una fuerte correlación negativa de la fatiga y la resiliencia con la necesidad de apoyo psicosocial[21].

2.3.4 Enfermedades Reumáticas y Dolor

Una investigación en los EE.UU. demostró, en una muestra de 124 pacientes entre 35 y 72 años de edad diagnosticados con osteoartritis y fibromialgia con dolor crónico, que las emociones positivas son un recurso que promueve la resiliencia en estos pacientes. Niveles altos de afecto positivo se asociaron con menores niveles de dolor en mediciones de las siguientes semanas, por el contrario, aumentos de afecto negativo (ansiedad-depresión) se asociaron con mayores niveles de dolor en las siguientes semanas[28]. En EE.UU., otro estudio realizado con 2407 pacientes con dolor crónico, se compararon dos grupos, uno de personas resilientes y otro de no resilientes. Encontrándose diferencias significativas entre las personas resilientes y las no resilientes, como: estilo de afrontamiento, creencias y actitudes hacia el dolor, tendencias a la catastrofización, respuestas positivas y negativas sociales respecto al dolor, patrones de cuidado de la salud y forma de uso de la medicación. En este estudio se concluye que la resiliencia es un factor de protección causal en personas con dolor crónico[29].

2.3.5 Virus de Inmunodeficiencia Humana (VIH)

En EE.UU. se desarrolló un estudio con 200 personas, entre 23 y 71 años de edad, con diagnóstico de VIH/Sida, encontrándose que altos niveles de resiliencia estaban asociados con bajo distrés, mejor calidad de vida y creencias personales positivas, mejor sentido y propósito por la vida, y mejor adaptación a la enfermedad[30].

2.3.6 Enfermedades Infecciosas

En Hong Kong, se llevó a cabo un estudio longitudinal con mediciones entre 6, 12 y 18 meses posteriores al diagnóstico del síndrome respiratorio agudo severo (SARS). El estudio contó con 997 personas, con una edad media de 42 años, clasificados en cuatro grupos: disfunción crónica, disfunción de retraso, recuperación y resilientes. Hallándose como resultado que las personas resilientes se recuperaban más rápido, tenían mayor apoyo social, menos preocupación por las consecuencias del SARS, y eran de género masculino. El grupo resiliente tuvo mayor apoyo social que el de disfunción retrasada y mejor funcionamiento físico que el grupo de recuperación. Por lo tanto, el apoyo social se consideró como un factor protector importante en relación con la preocupación por el SARS[31].

A modo de conclusión, el objetivo de las investigaciones en resiliencia están apuntando a realzar los factores protectores para ayudar a la gente a ser más resiliente ya que se le considera una variable protectora, moduladora y amortiguadora de la salud física y mental[21,22,32,33,34,35].

En cuanto a los programas de intervención con enfermos crónicos en resiliencia, aunque éstos son muy pocos han demostrado que este concepto puede ser potenciado favoreciendo la salud mental y física de los involucrados. Esto implica un campo importante para la investigación que debería seguir siendo explorado ya que los pacientes crónicos deben enfrentar síntomas continuos, la ambigüedad de los mismos, el riesgo para sus vidas y cierto tipo de restricciones en sus actividades cotidianas, muchas veces asociado con dolor, fatiga, depresión, ansiedad, entre otros[36].

3 EMOCIONES

Un aspecto básico en el universo del desarrollo integral de las personas son las emociones. Definidas como una abstracción que está presente en nuestras vidas desde que nacemos y que juega un papel fundamental en la construcción de nuestra personalidad e interacción social[37].

La educación emocional desde que somos niños es por tanto imprescindible y totalmente necesaria. En la revisión bibliográfica aparecen varios autores afirmando que: "educar emocionalmente significa validar las emociones; empatizar con los demás; ayudar a identificar y a nombrar emociones que se están sintiendo; poner límites; enseñar formas aceptables de expresión y de relación con los demás; quererse y aceptarse a uno mismo; respetar a los demás y proponer estrategias para resolver problemas"[38].

Cano-Vindel y Miguel Tobal[39] definen las emociones como reacciones psicofisiológicas de las personas ante situaciones relevantes desde un punto de vista adaptativo, tales como aquellas que implican: peligro, amenaza, daño, pérdida, éxito, novedad, etc. Produciendo cambios en la experiencia afectiva (dimensión cognitivo-subjetiva), en la activación fisiológica (dimensión fisiológica-adaptativa) y en la conducta expresiva (dimensión conductual-expresiva). Además, desde un punto de vista psicológico, emociones como la alegría, el miedo, la ansiedad o la ira, son emociones básicas que se dan en todos los individuos con independencia de su cultura; poseen un sustrato biológico considerable; son esencialmente agradables o desagradables; nos activan y forman parte de la comunicación con los demás y a su vez pueden actuar como poderosos motivadores de la conducta[40].

Entre las emociones se pueden distinguir dos grupos fundamentalmente: positivas y negativas. Entre las primeras aparecen la alegría, la felicidad o el amor; siendo capaces de generar una experiencia agradable. Las negativas son: miedo-ansiedad, ira, tristeza-depresión y asco. Tratándose de reacciones emocionales básicas que se caracterizan por una experiencia afectiva desagradable o negativa, y una alta activación fisiológica. Estas reacciones tienen una función preparatoria para que las personas puedan dar una respuesta adecuada a las demandas del ambiente, por lo que se consideran respuestas adaptativas para el individuo. Sin embargo, en ocasiones encontramos que algunas de ellas pueden transformarse en patológicas en algunos individuos, en ciertas situaciones, debido a un desajuste en la frecuencia, intensidad, adecuación al contexto, etc. Cuando tal desajuste acontece y se mantiene un cierto tiempo, puede sobrevenir un problema de salud, tanto a nivel mental (trastorno de ansiedad, depresión mayor, ira patológica, etc.) como a nivel físico (trastornos cardiovasculares, reumatológicos, inmunológicos, etc.)[40].

Es bien sabido que las emociones tienen alguna función que les confiere utilidad y permiten que el sujeto ejecute con eficacia las reacciones conductuales apropiadas. Incluso las más desagradables tienen funciones importantes en la adaptación social y el ajuste personal. A continuación se describen brevemente cada una de estas funciones[41]:

La *función adaptativa* de las emociones se encarga de preparar al organismo para ejecutar eficazmente la conducta exigida por el ambiente hacia un objetivo determinado[40].

En la *función social* hay autores que refieren que las emociones pueden facilitar la interacción social, controlar la conducta de los demás, permitir la comunicación de estados afectivos y promover la conducta prosocial. Por ejemplo, una emoción como la felicidad favorece los vínculos sociales y las relaciones interpersonales, mientras que la ira puede generar respuestas de evitación o de confrontación[42].

En muchos casos la revelación de las experiencias emocionales es saludable y beneficiosa, tanto porque reduce el trabajo fisiológico que supone la inhibición como por el hecho de que favorece la creación de una red de apoyo social para la persona afectada. Sin embargo, en ocasiones los efectos sobre los demás pueden llegar a ser perjudiciales, hecho éste constatado por la evidencia de que aquéllos que proveen apoyo social al enfermo, como por ejemplo los cuidadores primarios informales, sufren con mayor frecuencia trastornos físicos y mentales. En segundo lugar, la represión de las emociones tiene una función social, es decir: puede ser necesaria la inhibición de ciertas reacciones emocionales que pudieran alterar las relaciones con los demás y afectar al funcionamiento del grupo[43].

Por último, la *función motivacional* pone de manifiesto la estrecha relación entre emoción y motivación. Una conducta "cargada" emocionalmente facilita la realización de aquello que se desea de forma más eficaz, demostrando que la emoción tiene una función adaptativa. Así, por ejemplo, la ira facilita las reacciones defensivas; la alegría, la atracción interpersonal; la sorpresa, la atención ante estímulos novedosos, etc.[40].

Se han hipotetizado diversas vías para explicar las interrelaciones de los factores emocionales en el proceso de salud-enfermedad[39].

- Las reacciones desadaptativas de ansiedad, tristeza-depresión y de ira, que alcanzan niveles demasiado intensos o frecuentes cuando se mantienen en el tiempo, tienden a producir cambios en la conducta de manera que se incrementa la probabilidad de que el sujeto adopte conductas perjudiciales para la salud (como las adicciones), y de que olvide los hábitos saludables (ejercicio físico, etc.). En definitiva, estos estados y necesidades emocionales concretos pueden desempeñar un papel primordial en las prácticas de salud, como por ejemplo el malestar emocional que no ayuda a que la gente se implique en la realización de hábitos que favorezcan su salud tales como: no fumar, hacer ejercicio, desayunar, etc.[44].

- Estas reacciones emocionales mantienen niveles de activación fisiológica intensos que podrían deteriorar nuestra salud si se cronifican. Se supone que los trastornos psicosomáticos o psicofisiológicos (como algunos dolores de cabeza, espalda, ciertas arritmias, tipos de hipertensión arterial más frecuentes, algunas molestias gástricas, etc.) podrían estar producidos por un exceso en la intensidad y frecuencia de la activación de las respuestas fisiológicas. Se trataría de un proceso cíclico: la ansiedad mantenida en el tiempo produce daños somáticos (arritmias, HTA, etc.) y estos daños a su vez producen más ansiedad elevando la probabilidad de agravar la disfunción orgánica.

- Esta alta activación fisiológica puede estar asociada a un cierto grado de inmunodepresión, lo que nos vuelve más vulnerables al desarrollo de enfermedades infecciosas o de tipo inmunológico; o bien la supresión o control de estas emociones puede acarrear altos niveles de activación fisiológica y un cierto grado de inmunosupresión.

En resumen, el sufrimiento de estados emocionales negativos persistentes puede afectar al funcionamiento del sistema inmunológico, al sistema endocrino-metabólico y, en general, al de todas las funciones fisiológicas[45,46].

Hablar de emociones en la necesidad de desarrollo personal se hace imprescindible ya que es el manejo de éstas, entre otros factores, las que ayudarán al enfermo a aceptar el curso de su enfermedad y poder autorrealizarse aun cuando la enfermedad ha irrumpido en sus vidas.

A lo largo del presente trabajo se presentan distintos ejemplos de patologías y el crecimiento personal del enfermo en las mismas, por lo tanto, parece interesante hablar de emociones aportando algún ejemplo que clarifique cómo afectan éstas al desarrollo de la enfermedad y la vivencia de las mismas en los pacientes.

3.1 LAS EMOCIONES Y EL CÁNCER

El diagnóstico de esta enfermedad suele despertar diversas reacciones psicológicas relacionadas con múltiples aspectos como el autoconcepto, la autoestima, o la imagen corporal, a lo que se sumarían otras reacciones comunes como son: miedo, ansiedad y angustia; incertidumbre del curso de la enfermedad; la amenaza que supone para la vida el ver aminorado su estado de salud y calidad de vida[47].

El deterioro de la imagen corporal que conllevan los distintos tratamientos para el cáncer pueden conducir a las personas a estar siempre en un continuo estado de alerta hacia la crítica, estereotipos o prejuicios de la sociedad, por los cambios físicos experimentados tras el tratamiento de la enfermedad[47].

Diversos estudios hablan de que la prevalencia de síntomas de ansiedad y depresión es bastante alta en la enfermedad de cáncer. Pacientes en diferente situación de enfermedad, evolución y tratamiento, presentan síntomas depresivos entre un 17% y un 25% en poblaciones españolas y europeas[48,49] y en otros países, entre un 2% y un 20%[50,51]. Así mismo se observa ansiedad con cifras que oscilan entre un 15% y un 36% en poblaciones españolas y europeas[49,50,52].

Una adecuada y temprana detección de estos síntomas aumentaría el número de pacientes que pueden beneficiarse de los recursos psicológicos disponibles en muchas instituciones, mejorando la adherencia al tratamiento médico y dotando al paciente de estrategias de afrontamiento y de cambio, favoreciendo el tratamiento de sus posibles trastornos psicopatológicos, o su sintomatología, para mejorar su evolución clínica y la calidad de su vida. Por lo tanto, la falta de valoración de las necesidades psicológicas de los pacientes con cáncer implica un mal uso de los recursos asistenciales; por ejemplo: que los sanitarios sólo envíen al paciente al psicólogo, o al psiquiatra, cuando ven que está severamente ansioso o deprimido, o aparecen ideas autolíticas; o bien cuando el cáncer está muy avanzado y el médico se ve en la difícil situación de comunicarle que se han agotado los tratamientos activos[53].

Dotar al paciente de estrategias de afrontamiento parece imprescindible para controlar y prevenir los síntomas anteriormente descritos. Tales estrategias permitirán adquirir una capacidad estabilizadora ante una situación de estrés.

Las estrategias de afrontamiento en pacientes con cáncer hacen referencia, por lo tanto, al proceso de adaptación mediante el cual se utilizan procesos cognitivos y conductuales para intentar cambiar la situación, ajustar los afectos y emociones de manera que les permitan encontrar un sentido a la enfermedad, y poder hacer frente a la impotencia e incertidumbre sobre su futuro, así como a las dificultades para alcanzar objetivos de vida y a los cambios físicos y psicológicos[54].

Es de esperar que si la persona dispone de determinados recursos para hacerle frente emocionalmente a una situación traumática o estresante, como es el padecimiento de cáncer, va a encontrar menos dificultades psicológicas para ajustarse y adaptarse a las circunstancias que tanto la enfermedad como el tratamiento de la misma, generen y que son aversivas y repercuten en la vida personal de quien la padece[47].

Dentro de las estrategias de afrontamiento se distinguen aquellas que son adaptativas y las que no lo son. En estrategias de afrontamiento adaptativas se encuentran la resolución de problemas, la reestructuración cognitiva, el apoyo social y la expresión emocional. En las no adaptativas se contempla la evitación de problemas, el pensamiento desiderativo, la retirada social y la autocrítica[47].

Hacer frente de forma activa y buscar soluciones a las situaciones adversas que generan las enfermedades graves como el cáncer es un predictor de bienestar. Por el contrario, enfrentarse de manera pasiva aceptando la situación sin poner en marcha recursos para restablecer la misma tendría el efecto opuesto[47].

La supresión emocional ha sido una de las variables que más interés ha despertado en la investigación psicosocial en pacientes con cáncer. Es considerada una variable psicológica que afecta de forma notoria el ajuste psicosocial en personas con cáncer y que podría mediar en los resultados de su padecimiento a nivel físico[55].

En un estudio en pacientes enfermos de cáncer, y con personas sin enfermedad, se obtuvieron diferencias significativas entre ambos grupos respecto a la frecuencia de uso tanto de la supresión como de la expresión emocional. Los pacientes oncológicos utilizaban más la supresión emocional como estrategia de regulación emocional que el grupo de comparación. A su vez, expresaban menos sus emociones negativas que los no diagnosticados de cáncer[55].

Una persona que ya ha aceptado que tiene cáncer planea formas de enfrentarse a la situación, busca información y ayuda, y puede mostrar algún crecimiento personal en el proceso de afrontamiento. Ello reflejaría una revaloración positiva de su vida y a su vez bienestar, a pesar del padecimiento de la enfermedad[56].

3.2 LAS EMOCIONES Y EL EPOC

En la Enfermedad Pulmonar Obstructiva Crónica (EPOC), el paciente también pasa por distintos procesos mentales y emocionales debido a cómo puede afectar la enfermedad en su calidad de vida.

Algunas de las posibles consecuencias psicosociales encontradas en diferentes estudios son: estrés y ansiedad; depresión y bajo estado de ánimo;

desesperanza; temor a la muerte; pánico; alteración de la imagen corporal; cambio en el rol dentro de la familia; pérdida de control y de independencia; cambios de estilo de vida; alteración de las relaciones interpersonales; incapacidad laboral; baja autoestima; ira; pérdida de la dignidad; frustración; culpa; pérdida de la intimidad e irritabilidad; entre otras[57].

En un estudio realizado en población con esta patología, se evidencia que en cuanto a la calidad de vida los sentimientos de energía y vitalidad están disminuidos por la presencia recurrente del cansancio y el agotamiento que disminuyen el rendimiento esperado en todas las actividades de la vida diaria. También se pone de manifiesto, en este estudio, que los síntomas y signos de la enfermedad están asociados negativamente con la salud mental, especialmente el dolor corporal; por lo que a mayor dolor y preocupación por la enfermedad más vulnerabilidad existirá ante respuestas emocionales negativas. También se evidencia que en momentos de exacerbaciones de la enfermedad la percepción de la calidad de vida es peor en presencia de síntomas tales como la disnea y el dolor torácico, aumentando los niveles de estrés y ansiedad[58].

De este estudio se infiere igualmente que la preocupación por las consecuencias físicas, sociales, económicas y emocionales que acarrea la enfermedad la deterioran[58].

La depresión también puede influir negativamente sobre la evolución del paciente asmático conduciendo a un autocuidado pobre, con incumplimiento de las prescripciones médicas y tendencia a la indiferencia ante los síntomas respiratorios[40].

3.3 LAS EMOCIONES Y LA OBESIDAD

Tal y como se viene desarrollando en este punto del volumen, se hablará ahora de la necesidad de considerar las emociones como parte imprescindible en el tratamiento de un paciente obeso.

La importancia de los factores psicológicos en el desarrollo y el tratamiento de la obesidad es evidente, por lo que el profesional a cargo del paciente obeso debe brindar apoyo, información y educación, fortaleciendo y facilitando la expresión de los conflictos y emociones por parte del paciente. Principalmente se ponen de manifiesto problemas en las áreas afectivas y cognitivas, como una baja autoestima y autoimagen; observándose una deteriorada imagen de sí mismo y de su cuerpo, así como una baja expectativa respecto de la autoeficacia y el logro[59].

Un tratamiento integral del paciente obeso debe facilitarle, por lo tanto, elementos básicos para que logre un fortalecimiento interno que le ayude a obtener resultados óptimos, proporcionándole también la seguridad y confianza necesarias para enfrentarse ante posibles recaídas como por ejemplo: el uso de técnicas de discriminación de emociones y estados internos, técnicas para el manejo de ansiedad y técnicas conductuales de desfocalización[59].

Diversos autores mencionan que una de las principales consecuencias de la obesidad es la pérdida de autoestima pudiendo llevar a una persona a un cuadro depresivo, lo que supone una dificultad añadida a la hora de corregir las conductas alimentarias para propiciar una bajada de peso[60].

Por lo tanto se propone que la autoestima sea considerada como un factor relevante en el pronóstico del proceso de enfermedad y que una mejora de la misma, en los pacientes obesos, proporciona un seguro a la capacidad para que desarrollen más formas de afrontamiento de los conflictos y reducción de peso[61].

En un estudio encontrado sobre los rasgos de personalidad y emociones del paciente obeso se infiere que la obesidad no es sólo un problema de salud sino que también es un factor que interviene en la funcionalidad emocional del sujeto y supone una parte determinante para su interacción con los demás, con su realización personal y con el estado de ánimo. En este estudio también aparece reflejado el hecho de que los sujetos obesos tienen una relación más estrecha con la depresión y otros trastornos anímicos considerando la obesidad como un estigma social, ya que muchas veces los pacientes son objeto de burlas y otras conductas hirientes que los desestabilizan emocionalmente; siendo además causantes de problemas diversos a quien los sufren produciendo como consecuencia la adopción de conductas defensivas[59].

3.4 LAS EMOCIONES Y LA DIABETES MELLITUS TIPO II

El diagnóstico y el posterior tratamiento de la DM, tipo 2, va a requerir modificaciones en el estilo de vida de las personas que la padecen para el resto de sus vidas. El seguir una determinada dieta; la realización de ejercicio físico; abandonar el hábito tabáquico, si es que lo hay; la toma adecuada de los medicamentos, entre otras cosas; suponen un gran cambio que los enfermos que padecen esta patología deben cumplir si es que pretenden mantener una calidad de vida adecuada y controlar su enfermedad.

Algunos estudios indican que el perfil psicológico y el nivel de aceptación, de la enfermedad, tienen influencia directa con los niveles de glucosa en sangre y puede conllevar un deterioro de la calidad de vida del diabético por factores de diversa índole, como pudieran ser: las limitaciones funcionales, el estrés, o la sintomatología depresiva. Esta última puede traer consecuencias en el control de la glucemia por falta de motivación para cumplir correctamente con el régimen terapéutico[62].

En un estudio cualitativo que exploraba los sentimientos y las reacciones emocionales de ocho personas con diagnóstico de diabetes mellitus, tipo II, se ponía de manifiesto que inmediatamente después del diagnóstico experimentaron sentimientos de rabia, tristeza, miedo a la enfermedad y a las posibles complicaciones que puede acarrear e impacto por el diagnóstico. Esto señala la existencia de conflictos psicológicos intensos que aumentan la vulnerabilidad a los síntomas de estrés, depresión y ansiedad[63].

En cuanto al afrontamiento de la enfermedad, aparece también un estudio en la bibliografía revisada sobre este tema en pacientes con diagnóstico de Diabetes Mellitus, tipo II. En dicho estudio, a través de un cuestionario de afrontamiento emocional e instrumental y de creencias, se hace una evaluación inicial de los pacientes para más tarde, en etapas posteriores, realizar la intervención psicosocial y el análisis de los resultados pos intervención[63].

En la tercera etapa del estudio se abordó el afrontamiento emocional con el objetivo de promover en el paciente, y en su cuidador si lo hubiese, estrategias para la aceptación de la cronicidad, la frustración y la pérdida, así como la evaluación del nivel de implicación emocional con su condición de salud, los factores estresores, las actitudes hacia la vida y la muerte, y los efectos del tiempo que requiere invertir la enfermedad para su control adecuado. También en esta fase se abordan estrategias de afrontamiento instrumental promoviendo en el paciente la construcción de hábitos que favoreciesen el aumento de la calidad de vida del mismo en el curso de la enfermedad, como por ejemplo la promoción del autocuidado[63].

Como resultados del estudio se encontró que las intervenciones aplicadas resultaron eficaces en la mejora del afrontamiento emocional e instrumental, pero que no sólo es suficiente con aportar la información y las instrucciones a los enfermos sino que es necesario un control y seguimiento para corroborar que las estrategias siguen siendo efectivas. La intervención psicosocial logró desarrollar estas habilidades y en este sentido debería ampliarse hacia otros aspectos como: el control de la ira, el de los hábitos alimenticios y adherencia al tratamiento[63].

3.5 LAS EMOCIONES Y LOS TRASTORNOS REUMATOLÓGICOS

En una enfermedad como la artritis reumatoide, el dolor y el deterioro físico pueden causar síndromes psiquiátricos siendo el depresivo el más estudiado. Se estima la prevalencia de depresión mayor en alrededor del 17%, y la de distimia, en un 40% aproximadamente[64]. Estos factores emocionales han sido implicados en la evolución de la artritis reumatoide de forma desfavorable en el sentido de poca motivación, depresión no asociada al dolor y mal control de impulsos. En pacientes con dolor crónico se considera que la presencia de síntomas de ansiedad es muy significativa, ya que tanto la ansiedad como la depresión son factores facilitadores de la percepción del dolor[65].

En la figura 3 (*Véase en Anexo 3*)[66] se representa gráficamente la relación existente entre las emociones negativas (depresión, ansiedad e ira), el dolor y la discapacidad en pacientes que padecen AR[66].

Se sabe que la ansiedad provoca un doble efecto sobre el dolor:

- Influye sobre el grado de tensión muscular de la persona.
- Crea un aumento de la percepción del dolor y cuando la persona se encuentra ansiosa disminuye tanto el umbral del dolor como la tolerancia al dolor.

Como consecuencia de todo ello, el dolor aumenta la ansiedad y la ansiedad el dolor [66].

Resulta lógico pensar que la persona que tiene dolor crónico pueda experimentar ansiedad, dado que presenta con frecuencia patologías sobre las que no está claro el curso. Dicha incertidumbre le hace percibir las situaciones como amenazantes y aumenta su sintomatología ansiosa[66].

Al igual que sucede con la depresión, la presencia de ansiedad resta en sí misma calidad de vida a los individuos que la padecen, por lo que sabiendo que es frecuente en las personas con dolor va a ser uno de los objetivos de las intervenciones psicológicas. Pero su tratamiento se hace doblemente importante si se tienen en cuenta los efectos que la ansiedad tiene sobre el dolor[66].

Por otro lado se ha demostrado que la depresión puede tener algún efecto sobre el dolor. Puede predecir o explicar la presencia de mayores niveles de dolor ya que son muchos los autores que argumentan que la sintomatología depresiva parece producir una disminución en el umbral del dolor y en la tolerancia al dolor[66].

Además, la reducción de actividad que aparece en pacientes deprimidos provocaría un desacondicionamiento físico que incrementaría el dolor y contribuiría a un aumento de la discapacidad. Es decir, se sabe que en ocasiones los pacientes con problemas de dolor crónico no pueden llevar a cabo las mismas actividades que hacían, sin embargo la inactividad es demoledora para ellos puesto que dejar de moverse les hace perder flexibilidad, tono muscular, etc., aumentando así el dolor y su grado de limitación[66].

Otro aspecto que cobra gran importancia en el campo de las enfermedades crónicas es el afrontamiento, ya que las diversas formas usadas por los pacientes para afrontar, o ajustarse a su enfermedad, resultan básicas a la hora de entender la gran variabilidad que existe entre pacientes, su habilidad para funcionar correctamente con la enfermedad, y el mantener una buena calidad de vida.

Dentro del Modelo Transaccional del Estrés, el afrontamiento se define como aquellos esfuerzos cognitivos y conductuales, constantemente cambiantes, que el individuo desarrolla para manejar las demandas específicas (externas/internas) que valora como abrumadoras o desbordantes de sus recursos[67].

El *afrontamiento activo* se define como aquel que requiere que el paciente asuma la responsabilidad del manejo del dolor a través del ejercicio, la actividad, la búsqueda de información, o la resolución de problemas, y se asocie con niveles menores en severidad de dolor, depresión e incapacidad. Sin embargo, el *afrontamiento pasivo* se produce cuando el paciente cede la responsabilidad sobre el control de su enfermedad a una fuente externa como pueda ser la toma de medicación, el rezar o fantasear; y se relacionen con niveles más elevados dentro de estas tres variables: dolor, incapacidad y depresión[67].

El *afrontamiento de evitación* incluye una reducción en la frecuencia de las actividades físicas y en el ejercicio. Los estudios empíricos muestran que la evitación como estrategia de afrontamiento general se relaciona con el dolor, la depresión y un bajo autocontrol percibido, además de traer consigo un descenso en las actividades sociales. Estas correlaciones se cumplen en los casos de dolor crónico, sin embargo, en el dolor agudo, el afrontamiento de evitación del dolor es más eficaz. En lo que se refiere al *afrontamiento centrado en el dolor*, la evidencia empírica muestra que aquellos pacientes con dolor crónico que usan este tipo de afrontamiento, que incluye estrategias como la búsqueda de información, están menos deprimidos y ansiosos y son más activos, es decir, su incapacidad funcional es menor que aquellos que utilizan un afrontamiento de evitación del dolor. Estas estrategias van a favorecer el ajuste de los pacientes con dolor crónico, sin embargo no va a resultar adaptativo para aquellos que sufren dolor agudo[67].

Por último, las estrategias de *afrontamiento cognitivas* serían aquellas que buscan manejar la situación estresante a través de técnicas como: contar, distraer la atención, imaginar, reinterpretar las sensaciones dolorosas, ignorar las sensaciones del dolor, usar las autoafirmaciones o rezar. Existe acuerdo casi general en asociar positivamente el afrontamiento cognitivo con un deterioro funcional y malestar psicológico. De las estrategias de *afrontamiento conductual* dirigidas a manejar el dolor a través de la búsqueda de soporte social, toma de medicación o aumento en la actividad, es esta última la más relevante del grupo de afrontamiento conductual. La mayoría de las investigaciones parecen apuntar que las estrategias de afrontamiento conductuales son más eficaces en el ajuste de los pacientes con dolor crónico, ya que se relacionan con una disminución del dolor y de la incapacidad funcional[67].

El incremento en la severidad de los síntomas de la enfermedad (cambio biológico) puede producir incrementos en la ansiedad, depresión y desesperanza, y afectación en la habilidad para trabajar o realizar las actividades domésticas (cambios sociales) pudiendo incrementar el dolor y la incapacidad. Por ello, incidir sobre estas y otras variables psicológicas puede favorecer el afrontamiento a la enfermedad y permitir una mejor adaptación a los cambios en el estilo de vida que ella conlleva[68].

4 DIAGNÓSTICOS

En este capítulo se tratarán los principales diagnósticos de enfermería[69] referentes a la necesidad de Crecimiento Personal y, a su vez, para ahondar más en la materia, se desarrollaran varios diagnósticos que aparecen en el manual DSM-5 sobre trastornos psicológicos[70] relacionados con dicha necesidad.

4.1 DIAGNOSTICOS DE ENFERMERÍA SEGÚN TAXONOMÍA NANDA, NIC, NOC.

4.1.1 NANDA (00119) Baja Autoestima Crónica.
- Definición: Autoevaluación o sentimientos negativos de larga duración sobre uno mismo o sus propias capacidades.
- Características Definitorias:
    - Culpabilidad.
    - Conducta indecisa.
    - Conducta no asertiva.
    - Conformista.
    - Depende de las opiniones de los demás.
    - Exagera la retroalimentación negativa sobre sí mismo.
    - Fracasos repetidos en eventos vitales.
    - Pasividad.
    - Rechazo a la retroalimentación positiva sobre sí mismo.
    - Subestima su habilidad para gestionar la situación.
    - Vergüenza.
    - Búsqueda de reafirmación excesiva.

- Factores Relacionados:
    - Adaptación ineficaz a la pérdida.
    - Respeto inadecuado por parte de los demás.
    - Enfermedad psiquiátrica.
    - Exposición a una situación traumática.
    - Fracasos repetidos.
    - Pertenencia inadecuada.
    - Refuerzos negativos repetidos.
    - Afecto recibido inadecuado.

- NOC relacionados:
    - [1205] Autoestima.
    - [1614] Autonomía personal.
    - [1215] Conciencia de uno mismo.
    - [1309] Resiliencia personal.
    - [1310] Resolución de la culpa.
    - [1403] Autocontrol del pensamiento distorsionado.
    - [1204] Equilibrio emocional.
    - [1200] Imagen corporal.
    - [1216] Nivel de ansiedad social.
    - [1212] Nivel de estrés.
    - [2608] Resiliencia familiar.
    - [1310] Resolución de la culpa.
    - [1203] Severidad de la soledad.

- NIC relacionados:
    - [5400] Potenciación de la autoestima.
    - [6160] Intervención en caso de crisis.
    - [5240] Asesoramiento.
    - [5440] Aumentar los sistemas de apoyo.
    - [5330] Control del estado de ánimo.
    - [4340] Entrenamiento de la asertividad.
    - [5220] Mejora de la imagen corporal.
    - [5100] Potenciación de la socialización.
    - [5250] Apoyo en la toma de decisiones.
    - [5820] Disminución de la ansiedad.
    - [4920] Escucha activa.
    - [4410] Establecimiento de objetivos comunes.
    - [5300] Facilitar la expresión del sentimiento de culpa.
    - [5270] Apoyo emocional.

- [5230] Mejorar el afrontamiento.
- [5370] Potenciación de roles.
- [5390] Potenciación de la autoconciencia.

4.1.2 NANDA (00118) Trastorno de la Imagen Corporal.
- Definición: Confusión en la imagen mental del yo físico.
- Características Definitorias:
    - Alteración de la estructura corporal.
    - Alteración de la visión del propio cuerpo.
    - Alteración del funcionamiento corporal.
    - Ausencia de una parte del cuerpo.
    - Cambio en el estilo de vida.
    - Evita mirar el propio cuerpo.
    - Evita tocar el propio cuerpo.
    - Oculta una parte del cuerpo.
    - Percepciones que reflejan una visión alterada de la apariencia del propio cuerpo.
    - Preocupación por el cambio.
    - Preocupación por la pérdida.
    - Rechazo a reconocer el cambio.
    - Sentimientos negativos sobre el cuerpo.
    - Temor a la reacción de los demás.
    - Sobreexposición de una parte del cuerpo.

- Factores Relacionados:
    - Traumatismos.
    - Alteración de la función cognitiva.
    - Alteración de la función corporal.
    - Deterioro del funcionamiento psicosocial.
    - Lesión.
    - Enfermedad.
    - Procedimiento quirúrgico.
    - Régimen terapéutico.
    - Transición del desarrollo.
    - Alteración de la autopercepción.

- NOC relacionados:
    - [1200] Imagen corporal.
    - [1308] Adaptación a la discapacidad física.
    - [1215] Conciencia de uno mismo.

- [1205] Autoestima.
- [2013] Equilibrio en el estilo de vida.
- [1216] Nivel de ansiedad social.
- [1210] Nivel de miedo.
- [1302] Afrontamiento de problemas.
- [1403] Autocontrol del pensamiento distorsionado.
- [1305] Modificación psicosocial: cambio de vida.

- NIC relacionados:
  - [5220] Mejora de la imagen corporal.
  - [5400] Potenciación de la autoestima.
  - [5270] Apoyo emocional.
  - [5240] Asesoramiento.
  - [5440] Aumentar los sistemas de apoyo.
  - [1800] Ayuda con el autocuidado.
  - [3660] Cuidados de las heridas.
  - [5820] Disminución de la ansiedad.
  - [4920] Escucha activa.
  - [5250] Apoyo en la toma de decisiones.
  - [1400] Manejo del dolor.
  - [5230] Mejorar el afrontamiento.
  - [5390] Potenciación de la autoconciencia.
  - [5100] Potenciación de la socialización.
  - [5450] Terapia de grupo.
  - [4410] Establecimiento de objetivos comunes.
  - [5880] Técnica de relajación.
  - [4700] Reestructuración cognitiva.

4.1.3 NANDA (00055) Desempeño Ineficaz del Rol.
- Definición: Patrón de conducta y expresión propia que no concuerda con el contexto ambiental, las normas y las expectativas.
- Características Definitorias:
  - Adaptación al cambio ineficaz.
  - Alteración de la percepción del rol.
  - Apoyo externo insuficiente para la asunción del rol.
  - Autogestión insuficiente.
  - Cambio en el patrón habitual de responsabilidad.
  - Cambio en la autopercepción del rol.
  - Cambio en la capacidad de retomar el rol.

- Confianza insuficiente.
- Ejecución inefectiva del rol.
- Estrategias de afrontamiento ineficaces.
- Motivación insuficiente.
- Insatisfacción con el rol.
- Negación del rol.
- Habilidades insuficientes.

- Factores Relacionados:
    - Expectativas del rol poco realistas.
    - Modelo de rol inadecuado.
    - Nivel educativo bajo.
    - Preparación insuficiente para el desempeño del rol.
    - Autoestima baja.
    - Enfermedad física.
    - Nivel de desarrollo inapropiado para las exigencias del rol.
    - Sistema de apoyo insuficiente.
    - Problemas de salud mental.

- NOC relacionados:
    - [1501] Desempeño del Rol.
    - [2205] Rendimiento del cuidador principal: Cuidados directos.
    - [2206] Rendimiento del cuidador principal: Cuidados indirectos.
    - [1302] Afrontamiento de problemas.
    - [2203] Alteración del estilo de vida del cuidador principal.
    - [2013] Equilibrio en el estilo de vida.
    - [1635] Gestión del tiempo personal.
    - [1502] Habilidades de interacción social.
    - [1305] Modificación psicosocial: Cambio de vida.
    - [1209] Motivación.
    - [1211] Nivel de ansiedad.
    - [1309] Resiliencia personal.
    - [2210] Resistencia del papel del cuidador.
    - [1212] Nivel de estrés.
    - [0007] Nivel de fatiga.
    - [2202] Preparación del cuidador familiar domiciliario.
    - [1504] Soporte social.

- NIC relacionados:
    - [5370] Potenciación de roles.
    - [7040] Apoyo al cuidador principal.
    - [5440] Aumentar los sistemas de apoyo.
    - [5330] Control del estado de ánimo.
    - [7200] Fomentar la normalización familiar.
    - [1400] Manejo del dolor.
    - [0180] Manejo de la energía.
    - [5395] Mejora de la autoconfianza.
    - [5230] Mejorar el afrontamiento.
    - [5390] Potenciación de la autoconciencia.
    - [5400] Potenciación de la autoestima.
    - [5240] Asesoramiento.
    - [4410] Establecimiento de objetivos comunes.
    - [5820] Disminución de la ansiedad.

4.1.4 NANDA: (00121) Trastorno de la Identidad Personal.
- Definición: Incapacidad para mantener una percepción completa e integrada del yo.
- Características Definitorias:
    - Alteración de la imagen corporal.
    - Conducta inconsistente.
    - Confusión de género.
    - Descripciones delirantes del yo.
    - Ejecución inefectiva del rol.
    - Estrategias de afrontamiento ineficaces.
    - Sentimientos fluctuantes sobre el yo.
    - Relaciones ineficaces.

- Factores Relacionados:
    - Agentes farmacológicos.
    - Alteración del rol social.
    - Autoestima baja.
    - Crisis situacional.
    - Discriminación.
    - Enfermedad psiquiátrica.
    - Etapas de crecimiento.
    - Percepción de prejuicios.
    - Procesos familiares disfuncionales.

- Trastorno disociativo de la identidad.

- NOC relacionados:
    - [1215] Conciencia de uno mismo.
    - [1302] Afrontamiento de problemas.
    - [1403] Autocontrol del pensamiento distorsionado.
    - [1501] Desempeño del rol.
    - [1200] Imagen corporal.
    - [1402] Autocontrol de la ansiedad.
    - [1409] Autocontrol de la depresión.
    - [1410] Autocontrol de la ira.
    - [1405] Autocontrol de los impulsos.
    - [1205] Autoestima.
    - [1614] Autonomía personal.
    - [1211] Nivel de ansiedad.
    - [2608] Resiliencia familiar.
    - [1309] Resiliencia personal.
    - [1310] Resolución de la culpa.

- NIC relacionados:
    - [6450] Manejo de las ideas delirantes.
    - [5390] Potenciación de la autoconciencia.
    - [5250] Apoyo en la toma de decisiones.
    - [5240] Asesoramiento.
    - [5330] Control del estado de ánimo.
    - [4480] Facilitar la autorresponsabilidad.
    - [5220] Mejora de la imagen corporal.
    - [5400] Potenciación de la autoestima.
    - [5270] Apoyo emocional.
    - [5820] Disminución de la ansiedad.
    - [5230] Mejorar el afrontamiento.

4.1.5 NANDA (00184) Disposición para Mejorar la Toma de Decisiones.

- Definición: Patrón de elección del rumbo de las acciones para alcanzar los objetivos relacionados con la salud a corto y largo plazo, que puede ser reforzado.
- Características Definitorias y Factores Relacionados:
    - Expresa deseo de mejorar el análisis riesgo-beneficio de las decisiones.
    - Expresa deseo de mejorar el uso de evidencias fiables para la toma de decisiones.

- Expresa deseo de mejorar la comprensión de las elecciones para la toma de decisiones.
- Expresa deseo de mejorar la comprensión del significado de las opciones.
- Expresa deseo de mejorar la congruencia de la decisión con el objetivo.
- Expresa deseo de mejorar la congruencia de la decisión con los valores.
- Expresa deseo de mejorar la toma de decisiones.

- NOC relacionados:
  - [1614] Autonomía personal.
  - [1600] Conducta de adhesión.
  - [1601] Conducta de cumplimiento.
  - [1908] Detección del riesgo.
  - [2013] Equilibrio en el estilo de vida.
  - [1209] Motivación.
  - [1606] Participación en las decisiones sobre asistencia sanitaria.
  - [1309] Resiliencia personal.
  - [0906] Toma de decisiones.

- NIC relacionados:
  - [5250] Apoyo en la toma de decisiones.
  - [5395] Mejora de la autoconfianza.
  - [4420] Acuerdo con el paciente.
  - [5440] Aumentar los sistemas de apoyo.
  - [4410] Establecimiento de objetivos comunes.
  - [4480] Facilitar la autorresponsabilidad.
  - [5230] Mejorar el afrontamiento.
  - [5270] Apoyo emocional.
  - [5510] Educación para la salud.

4.1.6 NANDA (00199) Planificación Ineficaz de las Actividades
- Definición: Incapacidad para prepararse para un conjunto de acciones fijadas en el tiempo y bajo ciertas condiciones.
- Características Definitorias:
  - Ansiedad excesiva sobre la tarea a realizar.
  - Ausencia de un plan.
  - Falta de logros para la tarea elegida.
  - Habilidades organizativas insuficientes.

- Patrón de dilación.
- Patrón de fracasos.
- Preocupación por la tarea a realizar.
- Recursos insuficientes.
- Temor a la tarea a realizar.

- Factores Relacionados:
    - Apoyo social insuficiente.
    - Conducta de huida cuando se enfrenta a la solución propuesta.
    - Habilidad insuficiente para procesar la información.
    - Percepción no realista de las habilidades personales.
    - Percepción no realista del acontecimiento.

- NOC relacionados:
    - [1635] Gestión del tiempo personal.
    - [0906] Toma de decisiones.
    - [1600] Conducta de adhesión.
    - [1601] Conducta de cumplimiento.
    - [2013] Equilibrio en el estilo de vida.
    - [1209] Motivación.
    - [1211] Nivel de ansiedad.
    - [1309] Resiliencia personal.
    - [1205] Autoestima.

NIC relacionados:
- [5820] Disminución de la ansiedad.
- [5250] Apoyo en la toma de decisiones.
- [4480] Facilitar la autorresponsabilidad.
- [5395] Mejora de la autoconfianza.
- [5230] Mejorar el afrontamiento.
- [5326] Potenciación de las aptitudes para la vida diaria.
- [4360] Modificación de la conducta.

4.1.7 NANDA (00210) Deterioro de la Resilencia.
- Definición: Reducción de la capacidad para mantener un patrón de respuestas positivas ante una situación adversa o una crisis.
- Características Definitorias:
    - Aislamiento social.
    - Autoestima baja.

- Culpabilidad.
- Depresión.
- Deterioro del estado de salud.
- Estrategias de afrontamiento ineficaces.

- Factores Relacionados:
    - Abuso de sustancias.
    - Capacidad intelectual baja.
    - Control insuficiente de los impulsos.
    - Económicamente desfavorecidos.
    - Enfermedad mental parental.
    - Exposición a violencia.
    - Rol parental inconsistente.
    - Sexo femenino.
    - Trastorno psicológico.
    - Violencia en la comunidad.

- NOC relacionados:
    - [1309] Resiliencia personal.
    - [1302] Afrontamiento de problemas.
    - [1205] Autoestima.
    - [1501] Desempeño del rol.
    - [1216] Nivel de ansiedad social.
    - [1208] Nivel de depresión.
    - [1310] Resolución de la culpa.
    - [1405] Autocontrol de los impulsos.
    - [1204] Equilibrio emocional.
    - [2013] Equilibrio en el estilo de vida.
    - [1212] Nivel de estrés.

- NIC relacionados:
    - [8340] Fomentar la resiliencia.
    - [5330] Control del estado de ánimo.
    - [5300] Facilitar la expresión del sentimiento de culpa.
    - [4350] Manejo de la conducta.
    - [5230] Mejorar el afrontamiento.
    - [5400] Potenciación de la autoestima.
    - [5100] Potenciación de la socialización.
    - [4480] Facilitar la autorresponsabilidad.
    - [4370] Entrenamiento para controlar los impulsos.

4.1.8 NANDA (00212) Disposición para mejorar la Resilencia.

- Definición: Patrón de respuesta positiva ante una situación adversa o crisis, que puede ser reforzado.
- Características Definitorias y Factores Relacionados:
  - Expresa deseo de mejorar el establecimiento de objetivos.
  - Expresa deseo de mejorar el progreso hacia los objetivos.
  - Expresa deseo de mejorar el uso de estrategias de gestión de conflictos.
  - Expresa deseo de mejorar el uso de habilidades de afrontamiento.
  - Expresa deseo de mejorar el uso de recursos.
  - Expresa deseo de mejorar la asunción de responsabilidad por las propias acciones.
  - Expresa deseo de mejorar la autoestima.
  - Expresa deseo de mejorar la implicación en las actividades.
  - Expresa deseo de mejorar la perspectiva positiva.
  - Expresa deseo de mejorar la resiliencia .
  - Expresa deseo de mejorar la seguridad del entorno.
  - Expresa deseo de mejorar la sensación de control.
  - Expresa deseo de mejorar las habilidades de comunicación.
  - Expresa deseo de mejorar las relaciones con los demás.
  - Expresa deseo de mejorar los recursos disponibles.

- NOC relacionados:
  - [1405] Autocontrol de los impulsos.
  - [1205] Autoestima.
  - [1614] Autonomía personal.
  - [1215] Conciencia de uno mismo.
  - [1204] Equilibrio emocional.
  - [2013] Equilibrio en el estilo de vida.
  - [1502] Habilidades de interacción social.
  - [2608] Resiliencia familiar.
  - [1309] Resiliencia personal.
  - [1504] Soporte social.

- NIC relacionados:

- [8340] Fomentar la resiliencia.
- [4480] Facilitar la autorresponsabilidad.
- [5395] Mejora de la autoconfianza.
- [5230] Mejorar el afrontamiento.
- [5430] Grupo de apoyo.
- [5400] Potenciación de la autoestima.
- [4370] Entrenamiento para controlar los impulsos.

4.1.9 NANDA: (00188) Tendencia a Adoptar Conductas de Riesgo para la Salud.
- Definición: Deterioro de la capacidad para modificar el estilo de vida o las conductas de forma que mejoren el estado de salud.
- Características Definitorias:
    - Fracaso al emprender acciones que prevendrían nuevos problemas de salud.
    - Fracaso al intentar conseguir una sensación de control óptima.
    - Minimiza el cambio experimentado en el estado de salud.
    - Rechaza el cambio en el estado de salud.

- Factores Relacionados:
    - Abuso de sustancias.
    - Actitud negativa hacia la atención sanitaria.
    - Apoyo social insuficiente.
    - Autoeficacia baja.
    - Comprensión inadecuada.
    - Económicamente desfavorecidos.
    - Factores estresantes.
    - Tabaquismo.

- NOC relacionados:
    - [2013] Equilibrio en el estilo de vida.
    - [1309] Resiliencia personal.
    - [1614] Autonomía personal.
    - [1600] Conducta de adhesión.
    - [1902] Control del riesgo.
    - [1302] Afrontamiento de problemas.
    - [1205] Autoestima.
    - [1212] Nivel de estrés.

NIC relacionados:
- [4410] Establecimiento de objetivos comunes.
- [5395] Mejora de la autoconfianza.
- [5250] Apoyo en la toma de decisiones.
- [4480] Facilitar la autorresponsabilidad.
- [5230] Mejorar el afrontamiento.
- [4360] Modificación de la conducta.
- [5370] Potenciación de roles.
- [7040] Apoyo al cuidador principal.
- [5820] Disminución de la ansiedad.
- [5510] Educación para la salud.
- [6610] Identificación de riesgos.

En la Tabla 1 se desarrollan las actividades de enfermería correspondientes a las Intervenciones de enfermería (NIC) más relevantes que nos podemos encontrar al elaborar un plan de cuidados sobre la necesidad de Crecimiento Personal (*Véase en Anexo 4*)[69].

4.2 DIAGNÓSTICOS PSICOLÓGICOS SEGÚN EL DSM-5

4.2.1 Trastorno de Depresión Mayor.

A. Cinco (o más) de los síntomas siguientes han estado presentes durante el mismo período de dos semanas y representan un cambio de funcionamiento previo; al menos uno de los síntomas es (1) estado de ánimo deprimido o (2) pérdida de interés o de placer.

Nota: No incluir síntomas que se pueden atribuir claramente a otra afección médica.

1. Estado de ánimo deprimido la mayor parte del día, casi todos los días, según se desprende de la información subjetiva (por ej., se siente triste, vacío, sin esperanza) o de la observación por parte de otras personas (por ej., se le ve lloroso). (Nota: En niños y adolescentes, el estado de ánimo puede ser irritable).
2. Disminución importante del interés o el placer por todas o casi todas las actividades la mayor parte del día, casi todos los días (como se desprende de la información subjetiva o de la observación).
3. Pérdida importante de peso sin hacer dieta o aumento de peso (por ej., modificaciones de más

del 5% del peso corporal en un mes) o disminución o aumento del apetito casi todos los días. (Nota: En los niños, considerar el fracaso para el aumento de peso esperado).
4. Insomnio o hipersomnia casi todos los días.
5. Agitación o retraso psicomotor casi todos los días (observable por parte de otros; no simplemente la sensación subjetiva de la inquietud o de enlentecimiento).
6. Fatiga o pérdida de energía casi todos los días.
7. Sentimiento de inutilidad o culpabilidad excesiva o inapropiada (que puede ser delirante) casi todos los días (no simplemente el autorreproche o culpa por estar enfermo).
8. Disminución de la capacidad para pensar o concentrarse, o para tomar decisiones, casi todos los días (a partir de la información subjetiva o de la observación por parte de otras personas).
9. Pensamientos de muerte recurrentes (no sólo miedo a morir), ideas suicidas recurrentes sin un plan determinado, intento de suicidio o un plan específico para llevarlo a cabo.

B. Los síntomas causan malestar clínicamente significativo o deterioro en lo social, laboral u otras áreas importantes del funcionamiento.

C. El episodio no se puede atribuir a los efectos fisiológicos de una sustancia o de otra afección médica.

Nota: Los Criterios A-C constituyen un episodio de depresión mayor.

Nota: Las respuestas a una pérdida significativa (por ej., duelo, ruina económica, pérdidas debidas a una catástrofe natural, una enfermedad o discapacidad grave) pueden incluir el sentimiento de tristeza intensa, rumiación acerca de la pérdida, insomnio, pérdida del apetito y pérdida de peso que figuran en el Criterio A, y pueden simular un episodio depresivo. Aunque estos síntomas pueden ser comprensibles o considerarse apropiados a la pérdida, también se debería pensar atentamente en la presencia de un episodio de depresión mayor además de la respuesta normal a una pérdida significativa. Esta decisión requiere inevitablemente el criterio clínico basado en la historia del individuo y en las normas culturales para la expresión del malestar en el contexto de la pérdida.

D. El episodio de depresión mayor no se explica mejor por un trastorno esquizoafectivo, esquizofrenia, un trastorno esquizofreniforme, trastorno delirante, u otro trastorno especificado o no especificado del espectro de la esquizofrenia y otros trastornos psicóticos.

E. Nunca ha habido un episodio maníaco o hipomaníaco.

Nota: Esta exclusión no se aplica si todos los episodios de tipo maníaco o hipomaníaco son inducidos por sustancias o se pueden atribuir a los efectos fisiológicos de otra afección médica.

4.2.2 Trastorno Depresivo Persistente (Distamina).

En este trastorno se agrupan el trastorno de depresión mayor crónico y el trastorno distímico del DSM-IV.

- A. Estado de ánimo deprimido durante la mayor parte del día, presente más días que los que está ausente, según se desprende de la información subjetiva o de la observación por parte de otras personas, durante un mínimo de dos años.

Nota: En niños y adolescentes, el estado de ánimo puede ser irritable y la duración ha de ser como mínimo de un año.

- B. Presencia, durante la depresión, de dos (o más) de los síntomas siguientes:
  1. Poco apetito o sobrealimentación.
  2. Insomnio o hipersomnia.
  3. Poca energía o fatiga.
  4. Baja autoestima.
  5. Falta de concentración o dificultad para tomar decisiones.
  6. Sentimientos de desesperanza.
- C. Durante el período de dos años (un año en niños y adolescentes) de la alteración, el individuo nunca ha estado sin los síntomas de los Criterios A y B durante más de dos meses seguidos.
- D. Los criterios para un trastorno de depresión mayor pueden estar continuamente presentes durante dos años.
- E. Nunca ha habido un episodio maníaco o un episodio hipomaníaco, y nunca se han cumplido los criterios para el trastorno ciclotímico.
- F. La alteración no se explica mejor por un trastorno esquizoafectivo persistente, esquizofrenia, trastorno delirante, u otro trastorno especificado o no especificado del espectro de la esquizofrenia y otro trastorno psicótico.
- G. Los síntomas no se pueden atribuir a los efectos fisiológicos de una sustancia (por ej., una droga, un medicamento) o a otra afección médica (por ej.,

hipotiroidismo).

H. Los síntomas causan malestar clínicamente significativo o deterioro en lo social, laboral u otras áreas importantes del funcionamiento.

Nota: Como los criterios para un episodio de depresión mayor incluyen cuatro síntomas que no están en la lista de síntomas del trastorno depresivo persistente (distimia), un número muy limitado de individuos tendrá síntomas depresivos que han persistido durante más de dos años pero no cumplirán los criterios para el trastorno depresivo persistente. Si en algún momento durante el episodio actual de la enfermedad se han cumplido todos los criterios para un episodio de depresión mayor, se hará un diagnóstico de trastorno de depresión mayor. De no ser así, está justificado un diagnóstico de otro trastorno depresivo especificado o de un trastorno depresivo no especificado.

4.2.3 Trastorno Depresivo debido a otra Afección Médica.

A. Un período importante y persistente de un estado de ánimo deprimido o una disminución notable del interés o placer por todas o casi todas las actividades predomina en el cuadro clínico.
B. Existen pruebas a partir de la historia clínica, la exploración física o los análisis de laboratorio de que el trastorno es la consecuencia fisiopatológica directa de otra afección médica.
C. La alteración no se explica mejor por otro trastorno mental (por ej., trastorno de adaptación, con estado de ánimo deprimido, en el que el factor de estrés es una afección médica grave).
D. El trastorno no se produce exclusivamente durante el curso de un síndrome confusional.
E. El trastorno causa malestar clínicamente significativo o deterioro en lo social, laboral u otras áreas importantes del funcionamiento.

Especificar si:

- (F06.31) Con características depresivas: No se cumplen todos los criterios para un episodio de depresión mayor.
- (F06.32) Con episodio del tipo de depresión mayor: Se cumplen todos los criterios (excepto el Criterio C) para un episodio de depresión mayor.
- (F06.34) Con características mixtas: También existen síntomas de manía o hipomanía pero no

predominan en el cuadro clínico.

4.2.4 Trastorno de Ansiedad Generalizada.

A. Ansiedad y preocupación excesiva (anticipación aprensiva), que se produce durante más días de los que ha estado ausente durante un mínimo de seis meses, en relación con diversos sucesos o actividades (como en la actividad laboral o escolar).
B. Al individuo le es difícil controlar la preocupación.
C. La ansiedad y la preocupación se asocian a tres (o más) de los seis síntomas siguientes (y al menos algunos síntomas han estado presentes durante más días de los que han estado ausentes durante los últimos seis meses):

Nota: En los niños, solamente se requiere un ítem.

1. Inquietud o sensación de estar atrapado o con los nervios de punta.
2. Fácilmente fatigado.
3. Dificultad para concentrarse o quedarse con la mente en blanco.
4. Irritabilidad.
5. Tensión muscular.
6. Problemas de sueño (dificultad para dormirse o para continuar durmiendo, o sueño inquieto e insatisfactorio).

D. La ansiedad, la preocupación o los síntomas físicos causan malestar clínicamente significativo o deterioro en lo social, laboral u otras áreas importantes del funcionamiento.
E. La alteración no se puede atribuir a los efectos fisiológicos de una sustancia (por ej., una droga, un medicamento) ni a otra afección médica (por ej., hipertiroidismo).
F. La alteración no se explica mejor por otro trastorno mental (por ej., ansiedad o preocupación de tener ataques de pánico en el trastorno de pánico, valoración negativa en el trastorno de ansiedad social [fobia social], contaminación u otras obsesiones en el trastorno obsesivo-compulsivo, separación de las figuras de apego en el trastorno de ansiedad por separación, recuerdo de sucesos traumáticos en el trastorno de estrés postraumático, aumento de peso en

la anorexia nerviosa, dolencias físicas en el trastorno de síntomas somáticos, percepción de imperfecciones en el trastorno dismórfico corporal, tener una enfermedad grave en el trastorno de ansiedad por enfermedad, o el contenido de creencias delirantes en la esquizofrenia o el trastorno delirante.

4.2.5 Trastorno de Ansiedad debido a otra Afección Médica.
A. Los ataques de pánico o la ansiedad predominan en el cuadro clínico.
B. Existen pruebas a partir de la historia clínica, la exploración física, o los análisis de laboratorio, de que el trastorno es la consecuencia fisiopatológica directa de otra afección médica.
C. La alteración no se explica mejor por otro trastorno mental.
D. La alteración no se produce exclusivamente durante el curso de un síndrome confusional.
E. La alteración causa malestar clínicamente significativo o deterioro en lo social, laboral u otras áreas importantes del funcionamiento.

4.2.6 Trastornos de Estrés Postraumático.
Nota: Los criterios siguientes se aplican a adultos, adolescentes y niños mayores de 6 años. Para niños menores de 6 años, véanse los criterios correspondientes más abajo.
A. Exposición a la muerte, lesión grave o violencia sexual, ya sea real o amenaza, en una (o más) de las formas siguientes:
1. Experiencia directa del suceso(s) traumático(s).
2. Presencia directa del suceso(s) ocurrido a otros.
3. Conocimiento de que el suceso(s) traumático(s) ha ocurrido a un familiar próximo o a un amigo íntimo. En los casos de amenaza o realidad de muerte de un familiar o amigo, el suceso(s) ha de haber sido violento o accidental.
4. Exposición repetida o extrema a detalles repulsivos del suceso(s) traumático(s) (por ej., socorristas que recogen restos humanos; policías repetidamente expuestos a detalles del maltrato infantil).
Nota: El Criterio A4 no se aplica a la exposición a través de medios electrónicos, televisión, películas o fotografías, a menos que esta exposición esté relacionada con el trabajo.
B. Presencia de uno (o más) de los síntomas de intrusión siguientes asociados al suceso(s) traumático(s), que

comienza después del suceso(s) traumático(s):
1. Recuerdos angustiosos recurrentes, involuntarios e intrusivos del suceso(s) traumático(s).

Nota: En los niños mayores de 6 años, se pueden producir juegos repetitivos en los que se expresen temas o aspectos del suceso(s) traumático(s).

2. Sueños angustiosos recurrentes en los que el contenido y/o el afecto del sueño está relacionado con el suceso(s) traumático(s).

Nota: En los niños, pueden existir sueños aterradores sin contenido reconocible.

3. Reacciones disociativas (por ej., escenas retrospectivas) en las que el sujeto siente o actúa como si se repitiera el suceso(s) traumático(s). (Estas reacciones se pueden producir de forma continua, y la expresión más extrema es una pérdida completa de conciencia del entorno presente).

Nota: En los niños, la representación específica del trauma puede tener lugar en el juego.

4. Malestar psicológico intenso o prolongado al exponerse a factores internos o externos que simbolizan o se parecen a un aspecto del suceso(s) traumático(s).

5. Reacciones fisiológicas intensas a factores internos o externos que simbolizan o se parecen a un aspecto del suceso(s) traumático(s).

C. Evitación persistente de estímulos asociados al suceso(s) traumático(s), que comienza tras el suceso(s) traumático(s), como se pone de manifiesto por una o las dos características siguientes:

1. Evitación o esfuerzos para evitar recuerdos, pensamientos o sentimientos angustiosos acerca o estrechamente asociados al suceso(s) traumático(s).

2. Evitación o esfuerzos para evitar recordatorios externos (como son personas, lugares, conversaciones, actividades, objetos, situaciones) que despierten recuerdos, pensamientos o sentimientos angustiosos acerca o estrechamente asociados al suceso(s) traumático(s).

D. Alteraciones negativas cognitivas y del estado de ánimo asociadas al suceso(s) traumático(s), que comienzan o empeoran después del suceso(s) traumático(s), como se pone de manifiesto por dos (o más) de las características siguientes:

1. Incapacidad de recordar un aspecto importante del suceso(s) traumático(s) (debido típicamente a amnesia disociativa y no a otros factores como una lesión cerebral, alcohol o drogas).

2. Creencias o expectativas negativas persistentes y exageradas sobre uno mismo, los demás o el mundo (por ej., "Estoy mal," "No puedo confiar en nadie," "El mundo es muy peligroso," "Tengo los nervios destrozados").
3. Percepción distorsionada persistente de la causa o las consecuencias del suceso(s) traumático(s) que hace que el individuo se acuse a sí mismo o a los demás.
4. Estado emocional negativo persistente (por ej., miedo, terror, enfado, culpa o vergüenza).
5. Disminución importante del interés o la participación en actividades significativas.
6. Sentimiento de desapego o extrañamiento de los demás.
7. Incapacidad persistente de experimentar emociones positivas (por ej., felicidad, satisfacción o sentimientos amorosos).

    E. Alteración importante de la alerta y reactividad asociada al suceso(s) traumático(s), que comienza o empeora después del suceso(s) traumático(s), como se pone de manifiesto por dos (o más) de las características siguientes:

1. Comportamiento irritable y arrebatos de furia (con poca o ninguna provocación) que se expresan típicamente como agresión verbal o física contra personas u objetos.
2. Comportamiento imprudente o autodestructivo.
3. Hipervigilancia.
4. Respuesta de sobresalto exagerada.
5. Problemas de concentración.
6. Alteración del sueño (por ej., dificultad para conciliar o continuar el sueño, o sueño inquieto).

    F. La duración de la alteración (Criterios B, C, D y E) es superior a un mes.
    G. La alteración causa malestar clínicamente significativo o deterioro en lo social, laboral u otras áreas importantes del funcionamiento.
    H. La alteración no se puede atribuir a los efectos fisiológicos de una sustancia (por ej., medicamento, alcohol) o a otra afección médica.

4.2.7 Trastorno de Estrés Agudo.
    A. Exposición a la muerte, lesión grave o violencia sexual, ya sea real o amenaza, en una (o más) de las formas siguientes:
1. Experiencia directa del suceso(s) traumático(s).
2. Presencia directa del suceso(s) ocurrido a otros.

3. Conocimiento de que el suceso(s) traumático(s) ha ocurrido a un familiar próximo o a un amigo íntimo.

Nota: En los casos de amenaza o realidad de muerte de un familiar o amigo, el suceso(s) ha de haber sido violento o accidental.

4. Exposición repetida o extrema a detalles repulsivos del suceso(s) traumático(s) (p. ej., socorristas que recogen restos humanos; policías repetidamente expuestos a detalles del maltrato infantil).

Nota: Esto no se aplica a la exposición a través de medios electrónicos, televisión, películas o fotografías, a menos que esta exposición esté relacionada con el trabajo.

B. Presencia de nueve (o más) de los síntomas siguientes de alguna de la cinco categorías de intrusión, estado de ánimo negativo, disociación, evitación y alerta, que comienza o empeora después del suceso(s) traumático:
- Síntomas de intrusió.
    1. Recuerdos muy angustiosos recurrentes, involuntarios e intrusivos del suceso(s) traumático(s). Nota: En los niños, se pueden producir juegos repetitivos en los que se expresen temas o aspectos del suceso(s) traumático(s).
    2. Sueños angustiosos recurrentes en los que el contenido y/o el afecto del sueño está relacionado con el suceso(s). Nota: En los niños, pueden existir sueños aterradores sin contenido reconocible.
    3. Reacciones disociativas (p. ej., escenas retrospectivas) en las que el individuo siente o actúa como si se repitiera el suceso(s) traumático(s). (Estas reacciones se pueden producir de forma continua, y la expresión más extrema es una pérdida completa de conciencia del entorno presente.) Nota: En los niños, la representación específica del trauma puede tener lugar en el juego.
    4. Malestar psicológico intenso o prolongado o reacciones fisiológicas importantes en repuesta a factores internos o externos que simbolizan o se parecen a un aspecto del suceso(s) traumático(s).
- Estado de ánimo negativo.
    5. Incapacidad persistente de experimentar emociones positivas (p. ej., felicidad,

satisfacción o sentimientos amorosos).
- Síntomas disociativos.
  6. Sentido de la realidad alterado del entorno o de uno mismo (p. ej., verse uno mismo desde la perspectiva de otro, estar pasmado, lentitud del tiempo).
  7. Incapacidad de recordar un aspecto importante del suceso(s) traumático(s) (debido típicamente a amnesia disociativa y no a otros factores como una lesión cerebral, alcohol o drogas).
- Síntomas de evitación.
  8. Esfuerzos para evitar recuerdos, pensamientos o sentimientos angustiosos acerca o estrechamente asociados al suceso(s) traumático(s).
  9. Esfuerzos para evitar recordatorios externos (personas, lugares, conversaciones, actividades, objetos, situaciones) que despiertan recuerdos, pensamientos o sentimientos angustiosos acerca o estrechamente asociados al suceso(s) traumático(s).
- Síntomas de alerta.
  10. Alteración del sueño (p. ej., dificultad para conciliar o continuar el sueño, o sueño inquieto).
  11. Comportamiento irritable y arrebatos de furia (con poca o ninguna provocación) que se expresa típicamente como agresión verbal o física contra personas u objetos.
  12. Hipervigilancia.
  13. Problemas con la concentración.
  14. Respuesta de sobresalto exagerada.

C. La duración del trastorno (síntomas del Criterio B) es de tres días a un mes después de la exposición al trauma.

Nota: Los síntomas comienzan en general inmediatamente después del trauma, pero es necesario que persistan al menos durante tres días y hasta un mes para cumplir los criterios del trastorno.

D. La alteración causa malestar clínicamente significativo o deterioro en lo social, laboral u otras áreas importantes

del funcionamiento.
E. La alteración no se puede atribuir a los efectos fisiológicos de una sustancia (p. ej., medicamento o alcohol) u otra afección médica (p. ej., traumatismo cerebral leve) y no se explica mejor por un trastorno psicótico breve.

4.2.8 Trastorno de Adaptación.
A. Desarrollo de los síntomas emocionales o del comportamiento en respuesta a un factor o factores de estrés identificables que se producen en los tres meses siguientes al inicio del factor(es) de estrés.
B. Estos síntomas o comportamientos son clínicamente significativos, como se pone de manifiesto por una o las dos características siguientes:
   1. Malestar intenso desproporcionado a la gravedad o intensidad del factor de estrés, teniendo en cuenta el contexto externo y los factores culturales que podrían influir en la gravedad y la presentación de los síntomas.
   2. Deterioro significativos en lo social, laboral u otras áreas importantes del funcionamiento.
C. La alteración relacionada con el estrés no cumple los criterios para otro trastorno mental y no es simplemente una exacerbación de un trastorno mental preexistente.
D. Los síntomas no representan el duelo normal.
E. Una vez que el factor de estrés o sus consecuencias han terminado, los síntomas no se mantienen durante más de otros seis meses.

Especificar si:

- 309.0 (F43.21) Con estado de ánimo deprimido: Predomina el estado de ánimo bajo, las ganas de llorar o el sentimiento de desesperanza.
- 309.24 (F43.22) Con ansiedad: Predomina el nerviosismo, la preocupación, la agitación o la ansiedad de separación.
- 309.28 (F43.23) Con ansiedad mixta y estado de ánimo deprimido: Predomina una combinación de depresión y ansiedad.
- 309.3 (F43.24) Con alteración de la conducta: Predomina la alteración de la conducta.

- 309.4 (F43.25) Con alteración mixta de las emociones o la conducta: Predominan los síntomas emocionales (por ej., depresión, ansiedad) y una alteración de la conducta.
- 309.9 (F43.20) Sin especificar: Para las reacciones de mala adaptación que no pueden clasificar como uno de los subtipos específicos del trastorno de adaptación.

5 PROCESO AGUDO

La necesidad número doce que nos ocupa en este volumen se clasifica como de segundo nivel (superior), y su satisfacción depende del completo buen funcionamiento de las de primer nivel (inferior).

En el caso de la patología en su fase aguda, la necesidad de crecimiento personal queda relegada a un segundo plano frente a otras necesidades básicas como lo son: oxigenación, nutrición, eliminación, confort... entre otras de primer nivel. Siendo este el motivo de que en este libro se profundice mucho más en casos de pacientes con procesos patológicos crónicos y terminales.

Aun así se presentarán diversos casos, en los puntos 5.1 y 5.2, encontrados en la revisión bibliográfica, dónde se realiza la valoración según necesidades de Virginia Henderson, en varios procesos agudos, y dónde la intervención enfermera se centra en la resolución de los mismos atendiendo las necesidades más primordiales.

5.1 PACIENTE CON CUADRO PSICÓTICO CON PATOLOGÍA DE PARKINSON DE BASE.

La enfermedad de Parkinson es un trastorno neurodegenerativo crónico y progresivo. Suele clasificarse como un trastorno del movimiento; también produce alteraciones en la función cognitiva, la expresión de emociones y la función autónoma. Los síntomas suelen iniciarse de una manera lenta y progresiva; a veces el primer síntoma es un estado depresivo, dificultad para realizar movimientos cotidianos como girarse en la cama o ponerse los zapatos. La esperanza de vida del paciente afectado por la enfermedad de Parkinson es igual al del resto de la población; sin embargo, la calidad de vida disminuye progresivamente a medida que la enfermedad avanza[71].

El caso que se presenta, encontrado en la bibliografía, es el de un varón de 67 años, diagnosticado hace quince años de la enfermedad de Parkinson, en tratamiento farmacológico, que ingresa en la unidad de psiquiatría por brote psicótico con alucinaciones visuales muy constantes, insomnio, alteraciones del lenguaje y agresividad física y verbal, y que además convive con su esposa en su propio domicilio[71].

En la valoración de enfermería por necesidades de Henderson, que se realiza en el artículo, queda de manifiesto que la intervención enfermera de ese momento se centra en las necesidades de eliminación, descanso, movilidad y de seguridad; y se establecen diagnósticos e intervenciones de enfermería según la taxonomía NANDA y NIC, enfocados a solventar la situación aguda que vive el paciente[71].

Se ha seleccionado este caso, de entre los muchos encontrados en la bibliografía, al dedicar un apartado, en el proceso agudo del paciente, a la necesidad de crecimiento personal y autorrealización. Se formula en el artículo un diagnóstico de enfermería sobre esta necesidad que dice lo siguiente: *"Conocimientos deficientes sobre el tratamiento r/c falta de interés en el aprendizaje, m/p seguimiento inexacto de las instrucciones"*. A pesar del diagnóstico realizado, en el plan de cuidados de enfermería no se desarrolla ni su descripción ni su ejecución, y según la NANDA, el diagnóstico de "Conocimientos deficientes" está clasificado en la necesidad de Aprendizaje[69]. También se deja a la suposición que la resolución de este problema, identificado y formulado, quede en un segundo término a expensas de resolver los más acuciantes del proceso agudo[71].

Se desarrollará a continuación otros diagnósticos pertinentes en el caso de este paciente, para la satisfacción de la necesidad de desarrollo personal bajo nuestro criterio:

- NANDA:
  - [00099] Mantenimiento ineficaz de la salud r/c falta de interés m/p mal seguimiento de las indicaciones y recomendaciones.
- NIC:
  - [5618] Enseñanza: procedimiento/tratamiento.
  - [5602] Enseñanza: proceso de enfermedad.
  - [4480] Facilitar la autorresponsabilidad.
  - [2380] Manejo de la medicación.

5.2 PACIENTE NEUROCRÍTICO: HEMORRAGIA SUBARACNOIDEA (HSA)

La HSA es el volcado de sangre en el espacio subaracnoideo, donde circula líquido cefalorraquídeo (LCR), o también se produce cuando una hemorragia intracraneal se extiende hasta dicho espacio. Es el causante, en el 1% de los casos, en pacientes que acuden a urgencias con cefalea; con una mortalidad del 20 al 40% de pacientes internados y con secuelas neuropsicológicas del 15 al 25%. La causa más frecuente es la ruptura espontánea de aneurismas intracraneales que suelen ser asintomáticos antes del sangrado. Los signos y síntomas tales como: cefaleas, náuseas y vómitos, alteraciones y pérdida transitoria de conciencia, y rigidez de nuca, suelen aparecer de forma súbita, sin alteraciones neurológicas previas y estar precedidos por actividad física intensa[72].

La HSA es una emergencia médica. El manejo del paciente consiste en: estabilización cardiorrespiratoria asegurando vía aérea permeable y considerando la necesidad de ventilación mecánica; vigilancia de tensión arterial, corrigiendo hipo o hipertensión y arritmias si fuese necesario. También se deben adoptar medidas generales como: reposo físico y psíquico, administración de analgesia, evitar la hiperglucemia y las maniobras de Valsalva, ya que pueden aumentar la presión intracraneal; aporte nutricional temprano y reposición hídrica, cabecero 30° para favorecer el retorno venoso[72].

Sobre el proceso agudo de la HSA, se presenta el supuesto de una mujer de 62 años que acude a la urgencia hospitalaria por cefalea intensa de varias horas de evolución, disartria y somnolencia. Después del empeoramiento se realiza craneotomía y colocación de drenaje evacuatorio y paso a la UCI. Es en la UCI dónde se realiza la valoración por necesidades de Virginia Henderson elaborándose el plan de cuidados[72].

Se ha seleccionado este caso ya que en la valoración por necesidades se reconoce la de crecimiento personal de la paciente, tratándose de una mujer casada, con dos hijos, que recibe un buen soporte familiar mientras está en la UCI, sin embargo se puede valorar completamente al encontrarse la paciente, en el momento actual, sedada y conectada a ventilación mecánica[72].

Con este caso se pone de manifiesto que la referida necesidad en procesos agudos queda relegada a las de segundo orden (superior), y es por lo que en el plan de cuidados no se identifica ningún problema enfermero de esta índole al estar la paciente sedada. En cambio, sí es interesante destacar en este artículo el hincapié que se hace en el rol del cuidador y el papel de la familia en el cuidado, formulando dos diagnósticos enfermeros según la codificación NANDA: (00074) Afrontamiento familiar comprometido y (00061) Cansancio en el desempeño del rol de cuidador[72].

A estos diagnósticos sobre la figura del cuidador, se puede añadir, en base a su desarrollo personal, el diagnóstico de enfermería de:

- NANDA:
  - (00210) Deterioro de la resiliencia r/c estado de salud del familiar m/p esfuerzo realizado en el cuidado.
- NIC:
  - [8340] Fomentar la resiliencia.
  - [5230] Mejorar el afrontamiento.

- [5330] Control del estado de ánimo.

Con lo expuesto en los dos ejemplos de casos clínicos de situación aguda en una patología, queda claro que la necesidad de crecimiento personal es o de muy difícil o imposible valoración, dada la situación del paciente; prevaleciendo las de primer orden (inferior) sobre la que tratamos en el volumen (superior).

6 PROCESO CRÓNICO

Según la definición que da la Organización Mundial de la Salud (OMS) sobre los procesos patológicos crónicos podemos decir que las enfermedades crónicas son aquellas de larga duración y de progresión lenta, entre las que se incluyen las enfermedades cardiacas, el cáncer, las enfermedades respiratorias y la diabetes; siendo éstas las principales causantes de mortalidad en el mundo, responsables del 63% de las muertes[73].

Por su carácter de cronicidad, larga evolución y el desenlace al que avocan dichas patologías, es interesante conocer las limitaciones que, con el aumento de la edad de los que las padecen, pueden provocar complicaciones y secuelas que les impidan llevar a cabo las funciones en diferentes aspectos de su vida diaria. La discapacidad o limitación acarrea el riesgo de muerte o empeoramiento, independientemente de la presencia de otras afecciones. A pesar de que la mayoría de las personas con enfermedades crónicas mantienen su capacidad funcional, el grado de discapacidad aumenta con la edad[74].

Satisfacer la necesidad de crecimiento personal se ve condicionada a dichas situaciones y limitaciones, siendo nuestra labor la de orientar al lector en la identificación y la resolución de dichas dificultades para alcanzar así el desarrollo personal.

A modo de ejemplo, se presentarán en este trabajo diversos casos encontrados en la revisión bibliográfica dónde la intervención de enfermería en educación para la salud, y el abordaje psicológico, son de gran ayuda a la hora de mantener y adoptar nuevas conductas adecuadas a la situación crónica de enfermedad para satisfacer la necesidad de crecimiento personal.

6.1 ENFERMEDAD CRÓNICA: PACIENTE CON SÍNDROME DE APNEA-HIPOPNEA DEL SUEÑO (SAHS).

Conocemos multitud de aspectos sobre el sueño, como la de ser una necesidad fisiológica del ser humano y que un tercio de nuestra vida la pasamos durmiendo; pero a pesar de esto, desconocemos muchos otros aspectos que engloban todo lo relacionado con el sueño, tales como: sus fases, trastornos y aquello que sucede mientras dormimos. Sabemos que es un proceso totalmente activo que tiene su propia secuencia de estadios, y/o fases, donde se desarrollan diferentes funciones autonómicas; y que el patrón de sueño se va modificando en las distintas etapas de la vida[75].

Existen muchas funciones en el sueño como por ejemplo consolidar la memoria, ya que una privación del mismo puede ocasionarnos pérdidas de memoria leve conllevando todo ello a un deterioro cognitivo. Otra de las funciones sería la de consolidar el humor y el carácter, evitando así que la persona esté irritable o irascible. El descanso nocturno también nos va a permitir el buen funcionamiento de nuestras hormonas endocrinas e inmunológicas, entre otras[75].

Los trastornos del sueño constituyen uno de los problemas de salud más relevantes en las sociedades occidentales. La importancia de una buena calidad de sueño no solamente es fundamental como factor determinante de la salud, sino como elemento propiciador de una buena calidad de vida. La calidad del sueño no se refiere únicamente al hecho de dormir bien durante la noche, sino que también incluye un buen funcionamiento diurno (un adecuado nivel de atención para realizar diferentes tareas). Existen numerosos estudios en los que se pueden comprobar cómo los trastornos del sueño pertenecen a un grupo de enfermedades consideradas de gran prevalencia, ya que se dan en diferentes culturas y en diferentes grupos de pacientes[75].

Estos trastornos han sido clasificados por la Asociación Americana de los Trastornos del Sueño (ASDC) en: disomnias, parasomnias y síndrome de apneas o hipopneas obstructivas[76]. En este apartado del capítulo pasamos a definir este trastorno.

El síndrome de Apneas-Hipopneas del sueño (SAHS) es una enfermedad crónica caracterizada por el cese parcial (hipopnea) o completo (apnea) de la respiración durante el sueño, lo cual provoca microdespertares y descensos en la saturación del oxígeno en la sangre[77].

Además de estar asociado a graves consecuencias sobre la salud, como el desarrollo de hipertensión, trastornos cardiovasculares y anormalidades en el metabolismo de la glucosa, el SAHS se relaciona con una elevada mortalidad. Este síndrome tiene importantes repercusiones sobre la vida diaria de quien lo padece; el paciente con SAHS informa a menudo de excesiva somnolencia diurna (ESD) y cansancio; tiene la sensación de haber dormido un sueño no reparador y sufre de cambios en el estado de ánimo, como depresión y ansiedad, dificultades en las áreas de la memoria, vigilancia, atención, así como en las funciones ejecutivas y en los tiempos de reacción[77].

Aunque existen varios tipos de tratamientos, como son la cirugía (utilizada sólo en casos extremadamente graves) o aparatos buco dentales, en la actualidad la enfermedad ha sido tratada casi exclusivamente con la colocación en el paciente de una mascarilla en la nariz mientras duerme, denominada CPAP, tratándose por lo tanto de en un tratamiento paliativo y no curativo. Ante esta situación se ha elaborado un tratamiento psicológico para combatir la apnea del sueño que consiste en implantar en los pacientes unos correctos hábitos saludables directamente relacionados con la patología. Concretamente se trabaja en la mejora de la higiene del sueño, tabaquismo, nutrición, en concreto sobre la obesidad, y ejercicio, favoreciendo de forma positiva la reducción de la apnea del sueño[78].

Dormir con un equipo de presión positiva continua en la vía aérea (CPAP) no resulta algo fácil para el paciente, ya que la terapia en sí es algo incómoda; la mascarilla suele resultar molesta y la postura que el paciente adquiere a la hora de dormir dependerá del aparataje, tipo de mascarilla y tabuladora. Todo esto condiciona bastante la situación del sujeto a la hora de dormir, por ello es fundamental que tanto las circunstancias que se den antes y en el momento de dormir sean, junto con las conductas del paciente, las ideales para reducir al mínimo el estrés que genera dormir con la CPAP y propiciar un contexto de "relax" que nos ayude a conciliar el sueño. Un paciente que sigue unos hábitos de sueño correctos y use la CPAP de forma diaria, según la pauta del médico especialista, verá recompensado su descanso y esto influirá directamente en su calidad de vida.

Así es el caso de la mejora de la calidad de vida en un paciente que presenta apnea del sueño. En la valoración de enfermería basada en las necesidades de Virginia Henderson, la número doce sobre crecimiento personal, sólo habla de la profesión del paciente y de lo que disfruta realizando sus quehaceres diarios. Pues bien, adentrándonos en el caso descubrimos que el paciente, de 53 años de edad, ha sido diagnosticado de Síndrome de Apnea-Hipopnea de intensidad leve después de sufrir un accidente, tras varias pruebas y referir en la exploración apatía, sueño diurno, no descansar bien por las noches, etc. En dicho estudio se propone un plan de cuidados para modificar las conductas higiénico-dietéticas del paciente para mejorar su calidad de vida y evitar el uso de dispositivos como una CPAP[79].

A continuación vamos a enumerar una serie de recomendaciones y hábitos que se deben tener al dormir, con el fin de obtener una forma saludable y reparadora del sueño[80].

- Lugar: la habitación debe ser cómoda, ventilada, oscura, en silencio y con una temperatura adecuada.

- Horario: se debe crear un horario tanto para ir a dormir como para despertarse, y la mejor forma sería realizar una actividad repetitiva diaria pocos minutos antes de ir a la cama, como pudiera ser un baño o un cepillado de los dientes.
- Ejercicio: la actividad física debe evitarse en las 4 horas antes de irse a dormir, ya que el ejercicio es estimulante y puede presentar dificultades en la conciliación del sueño.
- Alcohol y relajantes musculares: tanto el alcohol como los medicamentos que sirven para inducir el sueño producen relajación del tono muscular e incremento de los episodios de apnea ya que favorece el colapso de la vía aérea, por lo que deben evitarse en las 4 o 6 horas antes de conciliar el sueño.
- Exposición a la luz: evitar el uso de teléfonos móviles, televisión y cualquier tipo de dispositivos que emitan señales luminosas, una vez se esté en la cama.
- Perder peso: esta es la recomendación más importante, ya que se ha encontrado la relación directa que hay entre el aumento de masa corporal y el riesgo de presentar alteraciones respiratorias del sueño a partir de un índice de masa corporal de 25.
- Dieta: Dieta ligera en la noche y mínimo 2 horas antes de dormir. Evitar comidas abundantes, evitar comidas que puedan favorecer el reflujo gastroesofágico ya que los pacientes con apnea de sueño presentan una prevalencia de 64 a 75% de reflujo gastroesofágico, no consumir dietas abundantes y ricas en carbohidratos en la noche y líquidos abundantes durante la noche debido a que en casos de apnea se incrementa la producción del péptido natriurético atrial y este a su vez inducir nicturia, interrumpiendo aún más el sueño del paciente.

No consumir bebidas estimulantes como bebida energizantes en la noche, café, té, chocolate cuatro horas antes de la hora programada para ir a la cama. El consumo de alcohol produce relajación del tono muscular e incremento de los episodios de apnea ya que favorece el colapso de la vía aérea, así que debe evitarse en las 4 a 6 horas antes de conciliar el sueño. Evitar el uso de medicamentos para inducir el sueño automedicados.

- Tabaco: éste actúa de forma parecida a la cafeína ya que eleva la cantidad de neurotransmisores, pero al mismo tiempo disminuye la circulación de la sangre, por el cerebro y el corazón, bloqueando los impulsos nerviosos pudiendo llegar a provocar obstrucción en arterias y venas, conjuntamente[81].

Desde el punto de vista del Crecimiento Personal, se observa también como el problema de apnea puede conllevar a una insatisfacción en la necesidad que nos ocupa, ya que su trabajo y su vida familiar, posiblemente, se vean afectadas por esta situación clínica y por su cansancio y apatía. Por ello se propone en la presente obra, y a propósito del caso, varios diagnósticos enfermeros definidos y codificados por la NANDA e intervenciones enfermeras (NIC) que deberían tenerse en cuenta:

- NANDA:
  - (00153) Riesgo de baja autoestima situacional r/c deterioro funcional m/p incapacidad de realizar tareas habituales.
  - (00055) Desempeño ineficaz del rol r/c enfermedad física m/p apatía en desempeño habitual del rol.
  - (00210) Deterioro de la resiliencia r/c deterioro del estado de salud m/p estrategias de afrontamiento ineficaces.
- NIC:
  - (5230) Mejorar el afrontamiento.
  - (5400) Potenciación de la autoestima.
  - (7200) Fomentar la normalización familiar.
  - (4340) Entrenamiento de la asertividad.
  - (8340) Fomentar la resiliencia.
  - (5330) Control del estado de ánimo.
  - (4350) Manejo de la conducta.

6.2. ENFERMEDAD CRÓNICA: PACIENTE CON ARTRITIS REUMATOIDE

La artritis reumatoide (AR) es una enfermedad articular, autoinmune, multisistémica, inflamatoria y crónica, cuyo órgano blanco principal es la membrana sinovial. Afecta a las mujeres en una relación 3 a 1, en el mundo, respecto a los hombres[82]. La prevalencia aumenta con la edad y las diferencias entre géneros disminuyen en el grupo de población de edad avanzada, siendo el pico de incidencia entre los 35 y 50 años, lo que supone el 80% de los casos[83]. Los síntomas constitutivos asociados a los peores pronósticos, a nivel físico y mental, son: rigidez matinal, fatiga, fiebre, pérdida de peso, dolor, hinchazón, disminución de la fuerza de presión, reducción en la movilidad, deformación en las articulaciones, trastornos del sueño[84] y emociones negativas como ansiedad, depresión/desesperanza y estrés[85,86,87].

Otro caso encontrado en la bibliografía es el de una mujer de 61 años con artritis reumatoide, de evolución larga, pero con reactivación de la enfermedad en los últimos meses y susceptible a comenzar un nuevo tratamiento que puede acarrear diversas reacciones adversas. En la valoración por necesidades, según Virginia Henderson, se dice que la paciente en cuestión se ocupa de todas las tareas del hogar, cuida de sus nietos y además, ayuda a sus hijas en el puesto del mercado que regentan. Se elabora un plan de cuidados dónde la necesidad de crecimiento personal se ve un poco relegada quedando por debajo de las otras necesidades[88].

En el caso de esta paciente su necesidad de crecimiento personal está condicionada ya que el nuevo tratamiento le afectará a sus actividades de la vida diaria como: el cuidado de sus nietos, la realización de las tareas de hogar o el trabajo en el mercadillo, y su adaptación a la nueva situación que se le plantea. Por ello se proponen a continuación varios diagnósticos de enfermería (NANDA) e intervenciones de enfermería (NIC) que se consideran importantes para el caso:

- NANDA:
    - (00118) Trastorno de la imagen corporal r/c enfermedad física m/p deformidad de articulaciones por la enfermedad.
    - (00055) Desempeño ineficaz del rol r/c enfermedad física m/p incapacidad de realizar sus actividades diarias.
- NIC:
    - (5230) Mejorar el afrontamiento.
    - (5220) Mejora de la imagen corporal.
    - (5370) Potenciación de roles.
    - (7200) Fomentar la normalización familiar.
    - (5330) Control del estado de ánimo.
    - (5400) Potenciación de la autoestima.
    - (0180) Manejo de la energía.

En este tipo de pacientes se precisará también de intervención psicológica para la satisfacción de la necesidad de crecimiento personal.

Desde la perspectiva de intervención psicológica[89], el peso específico de la investigación sobre la aplicación de programas de intervención en pacientes con AR ha estado focalizado en el manejo del dolor, el autocontrol y los estados emocionales negativos a través de las terapias cognitivo-conductuales. Algunos de estos trabajos han procurado identificar los mediadores psicológicos que podrían contribuir a una mayor eficacia de los programas terapéuticos, habiéndose encontrado como un posible mediador la resiliencia; definida, desde el área de la salud, como la capacidad de las personas para mantener la salud y el bienestar psicológico en un ambiente dinámico y desafiante[90]. Por esta razón, la mentada resiliencia es una variable relevante para la experiencia de salud ligada a la capacidad amortiguadora del estrés[91,92].

En relación al tratamiento, se sabe que el modelo biopsicosocial está considerado como el más eficiente para tratar la enfermedad reumática y propone que los profesionales de la salud trabajen de forma conjunta para abordar de la mejor manera posible la diversa problemática del paciente. (*Véase en Anexo 5*)[93].

El esfuerzo médico se centra en lograr la remisión de la enfermedad, es decir, en paliar o minimizar el deterioro y alcanzar la disminución de la inflamación por medio de diferentes fármacos[84]. Mientras que el esfuerzo psicológico lo ha hecho en desarrollar programas de autocontrol para el manejo de emociones negativas asociadas a la incapacidad y minusvalía causada por la enfermedad, especialmente la depresión/desesperanza aprendida, ansiedad, estrés, trastornos del sueño y el dolor, que son variables asociadas a los peores pronósticos de la enfermedad a nivel físico y mental[85,94].

En intervención psicológica[89], la mayor parte de la investigación sobre la aplicación de programas en pacientes con AR ha estado focalizada en el manejo del dolor, el autocontrol y los estados emocionales negativos a través de las terapias cognitivo-conductuales. En definitiva, se puede decir que en líneas generales el tratamiento psicológico puede servir para[95,96]:

- Comunicar de forma óptima el diagnóstico ayudando a que el médico, la familia, el entorno social y el propio paciente comprendan mejor la enfermedad, especialmente aquellas de difícil diagnóstico y/o pronóstico. La percepción del paciente sobre su problema determina que su conducta podrá ser más o menos adaptada.
- Mejora la adhesión activa a las prescripciones terapéuticas mediante programas de autociudado que muestren al paciente la importancia del correcto uso de los fármacos, de la realización de los ejercicios, etc., así como la forma programada de estas conductas.
- Prevenir y/o corregir los factores psicológicos asociados a la enfermedad, lesión o incapacidad.
- Promover el afrontamiento activo de la enfermedad evitando que el paciente entre en el círculo vicioso de la desesperanza y el abandono.
- Ayudar al paciente a tener una vida social y sexual adecuada, proporcionándole recursos necesarios para adaptarse a la nueva situación.

6.3 ENFERMEDAD CRÓNICA: PACIENTE CON ENFERMEDAD PULMONAR OBSTRUCTIVA CRÓNICA (EPOC).

La Enfermedad Pulmonar Obstructiva Crónica (EPOC) se define como aquella enfermedad caracterizada por una limitación al flujo aéreo no totalmente reversible, habitualmente progresiva, y relacionada con una respuesta inflamatoria anormal a partículas o gases nocivos cuya causa principal es el tabaco[97]. En España afecta a más de un 10% de la población adulta, siendo la quinta causa de mortalidad en varones y la séptima en mujeres[98]. Si abarcamos una visión más global, a nivel mundial se considera la 3ª causa de muerte. A esta elevada mortalidad hay que añadirle una elevada morbilidad y las limitaciones que produce en las actividades de la vida diaria del paciente[99].

En la primera línea de tratamiento para la EPOC se sitúa el farmacológico. Se realiza con broncodilatadores de acción rápida y de acción prolongada, teofilinas, inhibidores de la fosfodiesterasa IV, anticolinérgicos, corticoesteroides y, en algunas ocasiones, antibióticos usados de forma preventiva para evitar enfermedades que puedan complicar la patología[100]. Sin embargo, son muchos los autores que añaden al tratamiento farmacológico medidas y técnicas complementarias que pueden ayudar a mejorar el estado de salud del paciente, aumentando por lo tanto su calidad de vida. Además con estas medidas preventivas se pueden evitar complicaciones y reagudizaciones de la enfermedad con el consiguiente ahorro sociosanitario. Güell et al establecieron, ya en aquella época, que un seguimiento individualizado del paciente y de su patología que permitiera prescribir el tratamiento farmacológico, y no farmacológico, conseguiría una disminución del gasto sanitario[101].

Gutiérrez[102] nos habla de manejo del paciente estable con EPOC mediante cesación del hábito tabáquico, terapia farmacológica y un programa de rehabilitación que incluye educación sobre su salud, asistencia nutricional, un programa de ejercicio físico, entrenamiento de extremidades superiores, entrenamiento muscular inspiratorio y psicoterapia. En esta misma línea se sitúan Price et al[75], quienes hacen más hincapié en un ejercicio físico estructurado que mejore la capacidad de los pacientes más afectados al disminuir la insuflación y el condicionamiento muscular.

Romero y Jimeno[103] incluyen dentro de las terapias alternativas el yoga; ya que a través de su práctica consiguieron que sus pacientes mejoraran en cuanto a la disnea que sentían en la realización de las actividades de la vida diaria, habiendo aprendido a expectorar mejorando también su estado de ánimo al considerar que su calidad de vida era mejor.

En base a lo explicado anteriormente se presenta otro caso encontrado en la revisión bibliográfica de un varón de 72 años con EPOC, en estadío IV. Se trata de un paciente que acude a la urgencia hospitalaria por reagudización de su enfermedad de base y en la valoración enfermera por necesidades, según Virginia Henderson, se explica, en la necesidad número doce, que se trata de una persona jubilada que dedicó su vida laboral a trabajar en una imprenta, y que además convive con su mujer, saliendo sólo a dar un corto paseo para visitar a su nieta e hija, que viven cerca de su domicilio, debido a la disnea, manifestando también que no hay nada que le interese[104].

En el plan de cuidados propuesto en el artículo se barajan varios diagnósticos de enfermería muy acordes con la patología del paciente, pero cómo se viene observando en el resto de casos analizados en el libro se deja de lado la intervención en los problemas que pueden afectar al crecimiento personal del enfermo, por lo tanto se proponen otros diagnósticos e intervenciones enfermeras para suplir dicha necesidad, además de los ya explicados en el artículo.

- NANDA:
  - (00210) Deterioro de la resiliencia r/c asilamiento social m/p desinterés en actividades recreativas.
- NIC:
  - (5100) Potenciación de la socialización.
  - (5400) Potenciación de la autoestima.

Aparte del Plan de Cuidados enfermero resulta interesante conocer diversas intervenciones que pueden mejorar la calidad de vida de los pacientes con EPOC como el del caso descrito.

- Abandono del hábito tabáquico.

El tabaquismo se define como la adicción al tabaco provocada, principalmente, por uno de sus componentes: la nicotina. Se considera una enfermedad crónica que pertenece al grupo de las adicciones.

El consumo de tabaco y la exposición a sus humos es uno de los principales factores de riesgo para padecer EPOC. Soriano et al[75] nos señalan en su estudio que entre un 20% y un 50% de los pacientes que sufren EPOC son fumadores o lo han sido en el pasado. Por ello dejar de fumar constituye un paso fundamental en el tratamiento del EPOC ayudando a la no progresión de la enfermedad y a mejorar la calidad de vida del paciente. La OMS[105] señala que es posible dejar de fumar y que el apoyo sanitario y farmacológico multiplica por dos las opciones de éxito.

- Educación sanitaria del paciente.

La educación sanitaria del paciente siempre es primordial a la hora de prevenir las enfermedades para su control y evitar las agudizaciones. En el caso del EPOC, hacer al paciente partícipe de su proceso de enfermedad es muy importante para conseguir una buena alianza y cumplimiento del régimen terapéutico. Debemos enseñar a nuestros pacientes no solo a utilizar los inhaladores, sino también a modificar aquellos hábitos de vida que sean contraproducentes para su enfermedad.

Cuando hablamos del paciente crónico debemos tener en cuenta la necesidad de llevar a cabo unos cambios en su estilo de vida que le permitan mejorar la calidad de la misma. Todo esto tiene que ser enseñado por los distintos profesionales que atienden al paciente, tanto en el ámbito hospitalario como en atención primaria.

En el paciente con EPOC es necesario un cambio en el hábito alimenticio, puesto que su cuerpo metaboliza los nutrientes de manera distinta a las personas sanas. Se debe disminuir la ingesta de proteínas, pues aumentan la producción de CO_2, y de igual forma disminuir la ingesta de hidratos de carbono, que en este caso aumentan la producción de O_2. Para compensar se aumenta el porcentaje de grasas ingeridas, siempre que sea posible, saludables[106].

Por último, no debemos olvidarnos de los cuidadores, en aquellos casos de pacientes que son dependientes, ya que en esta situación son los administradores de cuidados y tratamientos, debiendo recaer sobre ellos la educación sanitaria, sin dejar nunca de lado al paciente, quien debe estar incluido en su proceso de enfermedad en la medida de sus posibilidades. También es muy importante involucrar a los familiares, ya que en muchas ocasiones son el gran apoyo de los usuarios a la hora de conseguir sus objetivos. El paciente debe conocer en qué consiste su enfermedad y cuáles son sus síntomas.

- Protección de la salud.

En los pacientes crónicos tan importante es el tratamiento de la enfermedad como la protección frente a otras nuevas que pueden favorecer la agudización de la preexistente. Está indicada la vacunación antigripal anual y debe ofrecerse la vacunación antimeningocócica a todos aquellos pacientes con EPOC grave, o aquellos diagnosticados de EPOC mayores de 65 años[107].

- Actividad física.

Es conocido que la actividad física es necesaria y beneficiosa para todas las personas. En el caso de los pacientes con EPOC pueden presentar disnea y una menor resistencia a la actividad que los haga ser más reacios a comenzar a realizar cualquier ejercicio. Lisboa et al[108] nos demostró a través de su estudio que el ejercicio físico ayudó a mejorar la disnea y la fatigabilidad en 26 de los 30 pacientes estudiados, el control de la enfermedad en 21, y el estado emocional en 17. Subirats, Subirats y Soteras[109] también sostienen que el paciente con EPOC que realiza ejercicio físico de forma controlada y regular mejora la capacidad máxima de ejercicio, el test de la marcha de los 6 minutos y la disnea. Defienden igualmente, ambos artículos, que la posología del ejercicio esté individualizada según el estado de salud y físico del paciente.

En el caso presentado del paciente con EPOC, pudiera observarse rasgos característicos de una persona con un estado de ánimo deprimido. En algunos estudios, se observa un importante componente de ansiedad y depresión en los pacientes que padecen esta enfermedad. Es algo normal teniendo en cuenta que la enfermedad afecta, de forma diaria, a sus relaciones sociales, trabajo, actividades de ocio e incluso al descanso nocturno. Las alteraciones emocionales experimentadas por este tipo de pacientes hacen que las actividades profesionales y las posibilidades de ocio se reduzcan, y por lo tanto repercutan en la esfera personal y familiar. Estas circunstancias influyen, y mucho, en la percepción de la enfermedad por el paciente y en su calidad de vida, y le limitan en gran medida para realizar normalmente sus actividades cotidianas. Además tienen un impacto importante en sus familias, en el ámbito social y en el curso de la enfermedad.

Aunque no se sabe con exactitud las causas exactas de estos trastornos, sí se conocen algunas variables que influyen en su aparición (*Véase en Anexo 6*)[110]. En muchas ocasiones, los síntomas de la ansiedad y la depresión se confunden con los síntomas propios de la EPOC, lo que hace más difícil llegar a su diagnóstico[110].

En los pacientes con una EPOC estable, la prevalencia de la depresión está entre el 10 y el 42%, mientras que la ansiedad se sitúa entre el 10 y el 19%. Son alteraciones muy frecuentes que pueden asociarse a cuadros de hostilidad o de irritabilidad más importantes que los que pueden observarse en personas normales[110].

El mayor riesgo lo tienen los pacientes más graves y los que reciben una oxigenoterapia domiciliaria desde hace mucho tiempo; en este grupo, la prevalencia de la depresión supera el 60%[111].

Respecto a las manifestaciones clínicas, la depresión en estos enfermos se puede observar de diferentes formas, tales como: pesimismo, tristeza, dificultad de concentración o aislamiento social. Mientras que la ansiedad se refleja por diferentes vías, es decir: cansancio, irritabilidad, insomnio, cambios psicológicos, y otras veces en forma de síntomas físicos: agitación, taquicardia, palpitaciones o disnea[110].

El impacto de la ansiedad y la depresión en las familias, e incluso en la sociedad de los pacientes con una EPOC, es significativo. Los costes sanitarios, las hospitalizaciones y, en general, el uso de los recursos médicos es mayor en ese grupo de pacientes. Si los síntomas de depresión y ansiedad no se detectan y se tratan de forma adecuada, repercuten de forma importante en la propia EPOC y en el estado de salud general del paciente, incluso con un aumento de la mortalidad (*Véase en Anexo 7*)[110].

La ansiedad y la depresión pueden tratarse de forma eficaz con fármacos, con un tratamiento cognitivo conductual y con programas de rehabilitación[112]. Sin embargo, sólo la mitad de los pacientes con una EPOC y una depresión mayor tiene un diagnóstico correcto. De éstos, sólo un tercio recibe una farmacoterapia apropiada o una psicoterapia correcta.

La intervención psicológica ha de dirigirse a facilitar el afrontamiento de la incapacidad física y de las consecuencias psíquicas que se derivan de vivir con una enfermedad crónica[113].

A modo de conclusión, parece imprescindible la existencia de un equipo multidisciplinar que trabaje de manera conjunta con el paciente, para que además de pautar un tratamiento médico se instauren medidas y técnicas complementarias que ayuden a mejorar la enfermedad y su sintomatología, así como que la calidad de vida del paciente pase por la detección de la sintomatología depresiva y ansiosa, y en caso que la hubiera, la puesta en marcha de tratamientos adecuados administrados por los profesionales sanitarios competentes.

6.4 ENFERMEDAD CRÓNICA: DIABETES MELLITUS TIPO II

Otra enfermedad crónica que puede llegar a limitar a los que la sufren en el desempeño de sus actividades diarias, en el trabajo y en su actividad social, es la Diabetes Mellitus. Según la OMS, en 2014 el 8,5% de los adultos (mayores de 18 años) tenía diabetes. En 2012 fallecieron 1,5 millones de personas como consecuencia directa de la diabetes, y los niveles altos de glucemia fueron la causa de otros 2,2 millones de muertes. También esta enfermedad es una importante causa de ceguera, insuficiencia renal, infarto de miocardio, accidente cerebrovascular y amputación de los miembros inferiores. La dieta saludable, la actividad física regular, el mantenimiento de un peso corporal normal y la evitación del consumo de tabaco previenen la diabetes de tipo 2 o retrasan su aparición[114].

El siguiente ejemplo que se presenta en este trabajo es el caso de una mujer, de 78 años, con diagnóstico reciente de Diabetes Mellitus tipo II, además de padecer otras patologías. En la valoración por necesidades de Virginia Henderson, en la número 12 de crecimiento personal, se describe que está jubilada, se siente sola en casa e inútil, ya que su familia le impide realizar ciertas actividades por miedo a que sufra algún percance o daño adicional en su salud[115].

A pesar de poseer un plan de cuidados bastante completo, cuando se trata de intervenir en la necesidad de crecimiento personal ésta se queda sin intervención enfermera y por lo tanto insatisfecha. Al igual que se ha venido haciendo con los demás casos, se proponen los siguientes diagnósticos de enfermería e intervenciones para suplir esta carencia.

- NANDA:
    - (00119) Baja autoestima crónica r/c respeto inadecuado por parte de su familia m/p sentimiento de soledad.
- NIC:
    - (5100) Potenciación de la socialización.
    - (4920) Escucha activa.
    - (5250) Apoyo en la toma de decisiones.

Para el tratamiento efectivo de las enfermedades crónico-degenerativas, como lo es la diabetes, es necesario incluir el tratamiento psicológico-emocional del paciente, de tal manera que el manejo sea integral y garantice su bienestar[116].

El diagnóstico de la enfermedad muchas veces ocasiona un choque emocional para la persona que no está preparada para convivir con las limitaciones provocadas por su cronicidad. Por lo tanto, es necesario comprender que los aspectos psicológicos, de sentimientos y comportamientos, pueden interferir en la motivación y la predisposición a la incorporación de cambios en los hábitos de vida[117].

En diversos estudios se reporta que los pacientes con diabetes mellitus tipo 2 son dos veces más propensos a sufrir depresión[118,119]. Algunos hallazgos confirman la relación significativa entre la depresión y las complicaciones crónicas de la diabetes, como: retinopatía, nefropatía, neuropatía, alteraciones vasculares y disfunción sexual[118], lo que conlleva al deterioro del bienestar y de la calidad de vida.

Se ha comprobado que la depresión incide significativamente en el apego al tratamiento y en la aceptación de la enfermedad. Se sugiere incluir una evaluación de la depresión en el protocolo de tratamiento de estos pacientes[118,120]. Ortiz y su grupo refieren que Hannienn estudió el papel de la depresión en el control de la diabetes y concluyó que su modificación conduce a una mejor evolución de la enfermedad[116].

Para los pacientes con diabetes la enfermedad y el tratamiento tienen una repercusión significativa, en muchos aspectos de su vida, como pudiera ser: el trabajo, las relaciones interpersonales, el funcionamiento social y el bienestar físico y emocional. No sólo necesitan integrarse a un régimen de tratamiento y vivir con él, sino que también están expectantes ante la posibilidad de complicaciones de la enfermedad. Este efecto se expresa como "calidad de vida"[121].

Para lograr un tratamiento exitoso de la diabetes es necesario que exista una relación congruente entre la salud mental del paciente, el entorno emocional de la familia, y el cuidado de las concentraciones de glucosa en sangre[122].

Diversos estudios han demostrado que existen factores psicológicos y sociales, como el estrés y sus estilos de afrontamiento, los síntomas depresivos y la percepción de apoyo social, que se relacionan con el apego al tratamiento de la diabetes mellitus[117].

Las características de la personalidad influyen en el control de la glucemia de los pacientes diabéticos tipo 2[118]. Los peores controles se han asociado con depresión, ansiedad, rabia, hostilidad y vulnerabilidad. Asimismo, se ha observado una mayor propensión a experimentar emociones negativas, enojo, frustración, culpa, tristeza, desesperación y estrés[123].

En la actualidad, la mayoría de las intervenciones se basan en técnicas tales como: psicoeducación, prescripción de plan alimentario-actividad física, automonitoreo, control de estímulos, conductas alternativas, reestructuración cognitiva[124], apoyo social y habilidades para mantenimiento de los cambios[125,126,127,128,129,130]. Es importante considerar que los pacientes diabéticos deben hacer cambios generales en su estilo de vida, lo que incluye un régimen alimentario saludable, vigilancia estrecha de los niveles de glucosa, vigilancia de cambios físicos, visitas médicas, actividad física y la ingesta de medicamentos en tiempo y forma[131].

6.5 ENFERMEDAD CRÓNICA: OBESIDAD

En 1998, la Organización Mundial de la Salud (OMS) calificó la obesidad como la epidemia del siglo XXI, debido a su aumento progresivo en las sociedades desarrolladas y en vías de desarrollo. La obesidad constituye actualmente un serio problema de salud por sí misma y por su asociación con una multiplicidad de trastornos, entre los que se destacan: cardiovasculares, diabetes, insuficiencia respiratoria, etc.; y diversas alteraciones de índole psicológica[132].

El gran incremento en la prevalencia de la obesidad observado en los últimos años en los países desarrollados parece asociado a factores culturales y ambientales relacionados con cambios en hábitos alimenticios, actividad física y estilo de vida[132].

La causa fundamental del sobrepeso y la obesidad es un desequilibrio energético entre calorías consumidas y gastadas. A nivel mundial sucede lo siguiente:

- Un aumento en la ingesta de alimentos de alto contenido calórico que son ricos en grasa.
- Y un descenso en la actividad física debido a la naturaleza cada vez más sedentaria de muchas formas de trabajo, los nuevos modos de transporte y la creciente urbanización.

Es una realidad que con el aumento de peso excesivo el organismo empieza a acumular grasa. En esta línea, la OMS define el sobrepeso y la obesidad como una acumulación anormal, o excesiva, de grasa que puede ser perjudicial para la salud[133].

Para medir la obesidad y el sobrepeso, en la década de los años ochenta, se introduce el concepto de Índice de Masa Corporal (IMC) también conocido como Índice de Quetelet. Dicho índice establece la relación entre el peso y la talla, utilizándose frecuentemente para identificar el sobrepeso y la obesidad en mujeres y varones adultos. Según este índice, el peso saludable viene determinado por el peso en kilogramos dividido por la talla en metros al cuadrado. A partir de este índice se clasifica la obesidad y el estado nutricional en general[132].

La International Obesity Task Force (IOTF), la Organización Mundial de la Salud (OMS), las sociedades científicas como la Sociedad Española para el Estudio de la Obesidad (SEEDO) y los grupos de expertos aceptan en la actualidad como criterio para la definición de obesidad valores de IMC iguales o superiores a 30. Sin embargo, este acuerdo no es universal y, por ejemplo, las encuestas nacionales de salud y nutrición americanas (National Health and Nutrition Examination Survey, NHANES) consideran que existe obesidad a partir de un IMC de 27,3 kg/m², en mujeres, y 27,8 kg/m² en hombres. Tampoco es unánime el acuerdo para establecer los puntos de corte de las distintas categorías. El grupo de trabajo internacional sobre obesidad, auspiciado por la OMS, ha propuesto una clasificación del grado de obesidad utilizando este índice ponderal como criterio: normopeso (IMC 18,5-24,9 kg/m²), sobrepeso (IMC 25-29,9 kg/m²), obesidad grado I (IMC 30-34,9 kg/m²), obesidad grado II (IMC 35-39,9 kg/m²) y obesidad grado III (IMC ≥40 kg/m²) (*Véase en Anexo 8*)[132].

Desde el punto de vista antropométrico, la valoración de la acumulación adiposa suele hacerse mediante la medición del cociente cintura/cadera (C/C), índice aceptado como buen indicador de la obesidad central. Tradicionalmente se han propuesto como valores delimitadores del riesgo un cociente en una cifra superior a 1, para los varones, y a 0,85 para las mujeres. Sin embargo, este índice C/C no permite diferencias si se trata de una acumulación perivisceral o subcutánea. La mejor correlación con la acumulación de grasa perivisceral parece ser la medición de la circunferencia de la cintura, por lo que esta medida, de manera aislada, consiste en un buen indicador de riesgo para la salud. En la medición de la circunferencia de la cintura hay que tener en cuenta que es mejor utilizar referencias óseas (medida en la cresta superior de la cresta ilíaca), ya que en las obesidades severas el ombligo puede estar extremadamente bajo. Según datos del citado consenso de la SEEDO, los valores de riesgo para la circunferencia de la cintura se fijan en 95 cm, para los varones, y en 82 cm para las mujeres. Se considera que el riesgo es elevado cuando la circunferencia de la cintura es superior a 102 cm, en los varones, y a 90 cm en las mujeres[132].

Otras de las medidas utilizadas para la evaluación de la obesidad, a partir de los datos antropométricos, es la medición del diámetro sagital. Este indicador se valora estimando la distancia entre el ombligo y L4-L5 con el individuo en decúbito supino. Cifras superiores a 25 cm para el diámetro sagital delimitan valores de riesgo (*Véase en Anexo 9*)[132].

Por último, la medición de los pliegues cutáneos es una medida en la que se valora la cantidad de tejido adiposo subcutáneo. Consiste en medir en unas zonas determinadas el espesor del pliegue de la piel, una doble capa de la piel y tejido adiposo subyacente, evitando siempre incluir el músculo. Para ello se emplea un plicómetro. Algunos de los inconvenientes de usar este procedimiento serían la variabilidad de la medida encontrada según el profesional que la realice y la dificultad que hay para medir grandes pliegues, ya que en ocasiones es insuficiente la apertura del plicómetro; además, con este procedimiento sólo se mide la grasa subcutánea y no la visceral[132].

El paciente que tomaremos como ejemplo es un varón de 40 años que en la valoración por necesidades de Henderson resulta tener un peso de 105 kg, altura de 175 cm, IMC de 34,2 (Obesidad Grado I), y un perímetro de cintura de 97cm (valor de riesgo). En la valoración de la necesidad de crecimiento personal refiere que trabaja de administrativo, que pasa muchas horas sentado en su puesto de trabajo, que apenas tiene hobbies, se le observa desmotivado hacia la realización de actividades y con actitud derrotista para conseguir su crecimiento personal[134].

En el estudio, los diagnósticos y las intervenciones enfermeras están centradas en la necesidad de la pérdida de peso para mejorar la función cardiorrespiratoria, la tensión arterial y la función musculo esquelética, lo cual es de suma importancia, pero una vez mejoradas éstas nuestra necesidad, posiblemente, quede sin poder satisfacer, precisando otras intervenciones más específicas sobre ella.

Por ello, se proponen los siguientes diagnósticos e intervenciones enfermeras según clasificación NANDA y NIC.

- NANDA:
  - (00188) Tendencia a adoptar conductas de riesgo para la salud r/c malos hábitos nutricionales m/p obesidad.
  - (00153) Riesgo de baja autoestima situacional r/c ausencia de actividades recreativas m/p desmotivación.
- NIC:
  - (5400) Potenciación de la autoestima.
  - (5330) Control del estado de ánimo.
  - (4410) Establecimiento de objetivos comunes.
  - (5395) Mejora de la autoconfianza.

Además del plan de cuidado enfermero, al ser un trastorno alimentario, supone un abordaje complejo que precisa de otras intervenciones como las psicológicas.

La terapia psicológica de orientación cognitivo-conductual se ha caracterizado por centrarse en el cambio de pensamientos, emociones y conductas desadaptadas bajo dos principios básicos, uno educacional y el otro referido a la participación activa del sujeto. La modificación del comportamiento supone la modificación de las variables asociadas a su génesis y mantenimiento, lo que nos lleva también a trabajar sobre las emociones y los pensamientos asociados a los diferentes comportamientos. El paciente, en última instancia, debe aprender a analizar los patrones disfuncionales de los pensamientos y las conductas[132].

En el diseño de un programa de intervención de la obesidad, desde la perspectiva cognitivo-conductual, es importante tener en cuenta una amplia gama de variables: hábitos de alimentación, cadenas conductuales que favorecen la ingesta fuera de horarios, niveles de ansiedad, una autoimagen deteriorada que no encaja con los actuales cánones de belleza, la falta de recursos y estrategias para hacer frente a los problemas cotidianos, la falta de habilidades sociales para formar parte de un grupo de amigos, pensamientos distorsionados relacionados con la comida, el peso, etc[132].

Dada la alta prevalencia de psicopatologías asociadas a la obesidad, tales como depresión y trastornos de la conducta alimentaria, resulta de gran importancia un proceso de evaluación o diagnóstico diferencial previo a la intervención y la posterior derivación a un especialista en salud mental en los casos que así lo requieran[135].

Todos los ejemplos planteados en el capítulo pretenden poner de manifiesto la importancia de intervenir en la necesidad de crecimiento personal en los procesos de enfermedad crónicos, y no relegarla a un segundo plano tal y como se ha observado en la bibliografía revisada y en los casos presentados.

El abordaje enfermero mediante los planes de cuidados y la intervención psicológica, en determinadas situaciones, se hace imprescindible para llegar a satisfacer la necesidad de crecimiento personal de los pacientes de estas características.

7 PROCESO TERMINAL

La gran mayoría de las cosas que ocurren en la vida de las personas se afrontarían desde otro punto de vista si se nos obligara a pensar en la propia muerte o en la de los seres queridos. Pero: ¿acaso las personas estamos listas para enfrentar ese balance de lo vivido, de lo bueno y malo, los triunfos y fracasos, que exige el darnos cuenta de que llega el final de nuestra vida?

Cuando una persona sabe que su muerte está cerca lo normal es que le dé valor a cosas a las que antes no se les daba. Su entorno más cercano también sufren un gran cambio y los familiares son capaces de volcarse en los cuidados de su ser querido para darle un final confortable, compañía, cariño y consuelo en los momentos del final de la enfermedad.

En el presente capítulo se tratará sobre cómo afrontar la necesidad de crecimiento personal del paciente, y de sus cuidadores, cuando la enfermedad se encuentra en fase terminal.

El objetivo de los cuidados paliativos no es solo aliviar el dolor sino también mitigar el sufrimiento físico, psicosocial y emocional de los pacientes con enfermedades graves, en fase avanzada, y ayudar a los familiares de esas personas a cuidar de sus seres queridos. Según datos de la Organización Mundial de la Salud, en el 2014 solamente una de cada diez personas que precisaban cuidados paliativos los obtenía[136].

Los cuidados paliativos han llegado a constituir una alternativa de atención profesional y humana a aquellos pacientes a quienes no es posible ya curar, y pretenden preservar la máxima calidad de vida posible a los pacientes y sus familiares más cercanos mediante acciones que implican desde el control de síntomas y el fomento de bienestar emocional, con tratamientos farmacológicos y apoyo psicosocial, hasta la conservación de la autonomía y la preparación para el paciente a una muerte digna y apropiada, con atención al duelo de sus allegados[137,138,139,140].

Ante el gran desafío que supone para los equipos sanitarios la cobertura de las necesidades de los enfermos en fase terminal, la OMS publicó una guía en 2014 sobre los cuidados paliativos. Los elementos que incluye dicha guía y que los definen son los siguientes[141]:

- Dar alivio al dolor y a otros síntomas que lo requieran.
- Recordar que la muerte es un proceso natural que forma parte de la vida.
- Intentar no posponer ni apresurar el momento de la muerte.
- Integrar aspectos psicológicos y espirituales en el cuidado del paciente.
- Ofrecer un sistema de apoyo para ayudar activamente en la vida del paciente hasta su fallecimiento.
- Ofrecer un sistema de apoyo a la familia de los pacientes durante su enfermedad y en el proceso del duelo.
- Disponer de un equipo para dirigir las necesidades de los pacientes y de sus familias, incluyendo enseñanza para el duelo si está indicado.
- Se procurará la mejora en la calidad de vida y quizás se pueda ejercer una influencia positiva en el curso de la enfermedad.
- Los cuidados paliativos son aplicables en los albores de la enfermedad conjuntamente con otras terapias, cuyo fin es prolongar la vida, como la quimioterapia o la radiación.

La OMS también destaca que los cuidados paliativos no deben limitarse exclusivamente a los últimos días de la vida del enfermo, sino que también deben aplicarse, de manera progresiva, a medida que avanza la enfermedad teniendo siempre en cuenta las necesidades de los pacientes y de sus familias[142].

7.1 EL PACIENTE TERMINAL Y SU NECESIDAD DE CRECIMIENTO PERSONAL.

Es frecuente que tras conocer la noticia, y antes de asumir la realidad, tanto el enfermo como el cuidador pasen por distintas etapas: la primera de ella es la negación que se produce por el miedo de ver cómo se acerca la muerte. Es importante durante esta etapa no enfrentarlo con la realidad, pues se necesita un tiempo para asumirlo. Cuando la negación se hace insostenible la reacción más frecuente es el enfado, produciéndose en ocasiones incluso rabia hacia los que les rodean (en esta fase es necesario escuchar su enfado). Después de esta primera fase el enfermo suele intentar pactar con Dios, con médicos, curanderos, etc., algo que le dé esperanza en el proceso (no dar falsas esperanzas durante el mismo). Cuando se pierde la esperanza y se es consciente de la cercanía de la muerte sufren un periodo de depresión (acompañarle durante este proceso). Finalmente, aparece la aceptación de la situación (es frecuente en esta fase querer arreglar asuntos pendientes, las despedidas...)[143].

Se debe resaltar que la calidad de la atención al final de la vida debe reunir determinados requisitos como pudieran ser: seguridad en el cuidado; oportunidad en la toma de decisiones; satisfacción de necesidades; comprobación de los resultados del cuidado mediante la medición de indicadores y su efectividad; dar un trato digno respetando las decisiones del paciente y su familia; información adecuada y empatía. Por eso se hace esencial considerar en el desempeño de los cuidados paliativos los derechos del paciente en estado terminal, que son una concreción de los derechos humanos primordiales que fundamentan también la reflexión sobre valores y principios en bioética[144].

Desde la perspectiva de enfermería los cuidados paliativos incluyen: alimentación, eliminación, higiene, cuidados de la piel; pero los más interesantes para la necesidad que tratamos en este ejemplar, y en palabras de Du Gas son[145]:

- Apoyo psicológico y comunicación con el paciente y la familia: Comunicación adecuada y fluida con el paciente, no regañarle ni generar falsas esperanzas, mitigar miedos. Con el familiar es importante respetar los mecanismos de negación además de promover la actitud de escucha activa.
- Alivio de dolor: Apoyar psicológicamente al paciente y familiares en todo momento, administrar el medicamento indicado para el alivio del dolor, observar reacciones adversas de las drogas administradas y control estricto de estas, cambios de posición que alivien el dolor.
- Confort y seguridad: Favorecer un ambiente adecuado, aislar al paciente en caso necesario, evitar ruidos en horarios de descanso, establecer prioridades en el tratamiento del paciente, proteger al paciente de lesiones y caídas (barandales, fijaciones, eliminación de obstáculos), así como enseñar al paciente y su familia los cuidados para evitar infecciones.

La satisfacción de la necesidad de crecimiento personal en este tipo de pacientes pasa a un segundo plano cuando el final de la vida es inminente, pero eso no significa que mientras están en plena posesión de sus facultades físicas y mentales, y a pesar del avance de la enfermedad, quieran disfrutar de sus actividades y hobbies favoritos, de su trabajo, de la compañía de sus familiares y amigos, para de esta manera sentir que, pese a su enfermedad, al tratamiento y al dolor, siguen siendo importantes en el mundo terrenal formando parte activa de la comunidad.

La actuación de enfermería, en este tipo de pacientes, pasa por la administración de cuidados de forma holística; por lo tanto, en esa consideración del ser humano como un todo, y para favorecer el desarrollo personal del paciente, se debe indagar también en el aspecto espiritual.

En palabras de Eric Casell: "El sufrimiento no lo experimentan los cuerpos sino las personas". Teniendo en cuenta esa reflexión podemos llegar a la conclusión de que los cuerpos duelen, pero las que sufren son las personas. La OMS, en la definición anteriormente descrita de los cuidados paliativos, versa sobre la necesidad de tratar los aspectos psicológicos, sociales y espirituales en el enfermo terminal, definiendo espiritualidad como la necesidad de perdón, reconciliación y afirmación en valores. La Sociedad Española de Cuidados Paliativos (SECPAL), a través de su Grupo de Espiritualidad (GES), define el concepto de espiritualidad como la aspiración profunda e íntima del ser humano; el anhelo de una visión de la vida y la realidad que integre, conecte, trascienda y dé sentido a la existencia. La espiritualidad puede expresarse como una práctica religiosa o desvinculada de ésta; la dimensión espiritual posee un carácter universal[146].

Es en esa espiritualidad dónde el paciente terminal tiene la necesidad de autorrealizarse, automotivarse, y lograr el consuelo propio y el de los seres queridos. Es por lo tanto ahí dónde se debe actuar para lograr satisfacer el crecimiento personal.

Según Kathleen Dowling Singh, en pacientes con enfermedad terminal el despertar espiritual sucede en diferentes fases. Primero se encuentran en una fase de Caos, coincidiendo con las etapas de negación, ira, negociación y depresión descritas por Kübler-Ross en su famoso libro: "Sobre la muerte y los moribundos". La segunda fase se denomina de Rendición y en ella el paciente va tratando sus asuntos pendientes, disminuye las resistencias, renuncia al mantenimiento del control, y toma conciencia de la realidad que antes negaba. La última fase es la de Trascendencia y se caracteriza por un periodo de paz, serenidad; el paciente en esta fase ya intuye, sabe y conoce que la situación no va a prolongarse mucho más[146].

El paciente terminal necesita un cuidado holístico, es decir, que se trate a la persona como un ser biopsicosocial. Los profesionales sanitarios muchas veces dejan a un lado esta parte más psicoespiritual y se centran en el aspecto físico, bien por desconocimiento o bien por miedo a adentrarse en un paradigma alejado del consagrado positivismo científico que se enfrenta a sentimientos y emociones intangibles.

La base del tratamiento paliativo es el cuidado, cuyo estandarte lo lleva la profesión enfermera. La enfermería que cuida y da alivio al dolor, se debe convertir en las manos del paciente enfermo terminal si lo necesita, y también debe aliviar el sufrimiento espiritual para ayudarle a satisfacer todas sus necesidades en los últimos momentos de su vida. Por ello, los profesionales deben utilizar las herramientas disponibles y la formación adecuada para estas cuestiones. Indagar en las necesidades espirituales y de autorrealización de los pacientes, en el momento en que se encuentran en su enfermedad, puede ser complejo pero se debe intentar. Luego, para saber si las actuaciones emprendidas son correctas y van en el sentido de la resolución de los problemas detectados, se deberán utilizar las taxonomías aceptadas por la comunidad enfermera de NANDA, NOC y NIC, con las correspondientes actividades a realizar[146].

7.2 EL CUIDADOR DEL PACIENTE TERMINAL.

El cuidador principal de un enfermo terminal tiene un papel determinante en los cuidados de éste, siendo la persona que se hace cargo de atenderlo física y emocionalmente[147].

En la mayoría de ocasiones el cuidador principal es la mujer (hija o cónyuge), quienes se vuelven más vulnerables física y emocionalmente, y por lo general conviven con el enfermo[148,149]. Algunos de los aspectos que producen mayor impacto en los cuidadores es el deterioro físico del enfermo y el daño de las relaciones entre los miembros de la familia[150]. A partir de conocer la noticia de la enfermedad terminal comienza una nueva etapa en la familia, siendo necesarios ciertos reajustes en el funcionamiento de ésta para que no se vea dañada la salud de otro miembro. Hay que ayudar a la familia a que juntos afronten la situación, pues este periodo afecta no sólo al individuo que padece la enfermedad[151].

Según Roca[152], atender a un enfermo no exime de repercusiones para la salud del que lo cuida. La sobrecarga física y emocional que experimentan los familiares puede llegar a provocar una gran inestabilidad dentro del núcleo familiar. Una vez que se produce la muerte del enfermo, el cuidador principal tiene el riesgo de convertirse en un enfermo secundario desarrollando un proceso de duelo que puede convertirse en patológico[153].

El cuidado de familiares con cáncer terminal es una de las experiencias más estresantes en la vida. De acuerdo a la Alianza Family Caregivers, cerca de 52 millones de Americanos cuidan de pacientes que sufren de enfermedades o incapacidades[154]. Muchas de estas personas cuidan de familiares con cáncer. Estos cuidados acarrean un riesgo a la salud de los cuidadores. Diversos estudios en los Estados Unidos han mostrado que los cuidadores tienen un mayor riesgo de depresión y otros problemas de salud[155], y también sufre un mayor índice de mortalidad. Sin embargo, muy pocos estudios muestran un beneficio en la intervención en personas que cuidan a enfermos adultos con cáncer. El ensayo, encabezado por Susan C. McMillan[156], de la escuela de enfermería de la Universidad del Sur de Florida, en Tampa, demuestra la eficacia de una intervención relativamente simple y fácil de entender para aumentar la calidad de vida de los familiares al cuidado de pacientes con cáncer en hospicios.

El cuidador de un enfermo terminal merece ser atendido y comprendido con el mayor esmero posible, porque es el eslabón final de una cadena de solidaridad. No debe dejársele solo, sino más bien ofrecerle un apoyo especial porque sólo los cuidadores que están auxiliados por sus familiares, el equipo de salud de su área, y el equipo de cuidados paliativos, pueden mantener el afecto y el calor durante un largo tiempo[157].

La pérdida de un miembro de la familia exige que se produzca una reorganización del núcleo familiar, adaptándose así a la nueva situación: es necesario que todos reconozcan la realidad de la muerte, compartan el dolor y la pena expresando los sentimientos de manera abierta, reorganicen la función familiar asumiendo el rol del difunto, hagan nuevas relaciones y aspiren a metas en la vida (esto último es lo más difícil, la mayoría de familiares sienten con estos hechos deslealtad a la persona fallecida o miedo a que se produzcan nuevas pérdidas). Aparte de todo esto, las características de la familia son de gran importancia para la correcta elaboración del duelo y se deben tener en cuenta[158].

Ante una pérdida, el duelo es un proceso normal y adaptativo a la nueva situación. Durante el duelo normal (puede durar de uno a dos años), es frecuente la sensación de que el fallecido está presente, siendo también frecuente la sensación de soledad que nadie puede aliviar[147].

En ocasiones, los cuidadores sienten su labor como una obligación y se comportan como los únicos cuidadores: si delegan algún tipo de cargo en otra persona pueden llegar a tener sentimientos de culpa[149].

El duelo es un proceso dinámico y multidimensional que evoluciona a través del tiempo, a pesar de que en el momento del dolor emocional el doliente tiene la impresión de que el mundo se paraliza. En el análisis del mismo, se consideran un conjunto de manifestaciones emocionales y comportamentales de pensamientos, sentimientos y acciones consecuentes de la anticipación o pérdida de una persona amada. Su expresión incluye reacciones que a menudo se parecen a aquellas que acompañan a trastornos físicos, mentales o emocionales. En definitiva, pensamientos, sentimientos y conductas que es importante considerar como en cualquier proceso psíquico al que se quiera atender[159].

No todas las pérdidas conllevan vivir una crisis. Si el duelo se vive con normalidad, puede solventarse sin necesidad de ayuda especializada. La intervención de un experto es necesaria cuando se presenta una pérdida que por sus características provocan una crisis que impida desarrollar el duelo de manera adecuada, o cuando los duelos se cronifican o no se completan[160].

Según Astudillo[161], el equipo sanitario debe reconocer la figura del cuidador principal del enfermo terminal como parte del triángulo terapéutico (cuidador, paciente y equipo) y dar apoyo y respuesta a sus problemas. Es necesario tener una actitud proactiva para favorecer la comunicación (esto contribuye a prevenir problemas como pueden ser el burnout) y proporcionar una red de apoyo socio-sanitaria, con un equipo multidisciplinar que permita satisfacer las necesidades emocionales y físicas del cuidador.

Libro 12 NECESIDAD DE CRECIMIENTO PERSONAL

Identificamos en la intervención de enfermería la necesidad de cuidados relacionados con la familia, concretamente con la claudicación familiar, ya que es uno de los principales problemas que surgen en los cuidados paliativos en domicilios y que los profesionales deben de abordarlo. Se define claudicación familiar como la incapacidad de los miembros de la familia para ofrecer una respuesta adecuada a las múltiples demandas y necesidades del paciente[142].

El profesional sanitario debe intervenir si esta claudicación llega a producirse y utilizar las herramientas de las que dispone para solventar la situación o para derivar a instancias superiores que sean capaces de dar soluciones. Esta intervención está basada en la comunicación, tanto con el paciente como con su familia; el éxito radica en saber escuchar, empatía y aceptación. La forma de actuar del profesional sanitario debe basarse en[142]:

- Utilización de escucha activa empatizando con la situación sin hacer juicios de valor.
- Evaluar las preocupaciones del cuidador sin hacer presuposiciones.
- Evaluar los recursos de los que se dispone.
- Ayudarles a diferenciar necesidades, como puede ser el descanso, de elementos que generen satisfacción o la intervención de otros cuidadores.
- Ofrecerles ayudas externas pero haciéndoles conscientes de que son compatibles con sus propios recursos.
- Proporcionar recursos si son solicitados.
- Ayudar a planificar cuidados, incluyendo rotaciones entre los distintos cuidadores.
- Reforzar positivamente los cuidados que realiza la familia dándoles sensación de utilidad.

Otros autores describen tres esferas donde el cuidador principal puede sufrir sobrecarga física, mental y social[162].

En la sobrecarga física se destaca el agotamiento físico. A medida que el paciente se vuelve dependiente por el progreso de la enfermedad y debilidad física, el cuidador pasa a asumir actividades relacionadas a la atención de sus necesidades fisiológicas como nutrición, higiene y confort. Al principio, esas actividades son bien toleradas, pero después de un tiempo estas tareas pueden provocar una sobrecarga en los quehaceres diarios del cuidador y causar a su vez su desgaste físico. Esta situación se hace aún más dura cuando el cuidado del paciente terminal se produce en el domicilio, debido a factores como la complejidad del propio cuidado, la ausencia de un equipo de apoyo para la atención en el domicilio y a los aspectos culturales sobre el cuidado y el deseo de morir en casa del enfermo[162].

En la sobrecarga mental se encuentran los sentimientos del cuidador y engloba: pérdida de la autoestima al no sentirse reconocido en su labor de cuidador o pensar que se equivoca en los cuidados; desesperación que genera acompañar al ser querido en el proceso de morir; tristeza y soledad ya que puede aislarse de su relación con otras personas, no teniendo con quien conversar y dividir su sufrimiento. Todos estos sentimientos pueden ser signos y síntomas depresivos, ya que esta sobrecarga mental puede llevar a otras patologías como ansiedad y depresión[162].

Y por último describir la sobrecarga social siendo importante destacar el papel de cuidador principal que tradicionalmente se le ha dado a la mujer, viéndose presionada socialmente a asumir los cuidados del enfermo terminal debido a las construcciones sociales de género. También se produce una alteración de la dinámica familiar al tener que cuidar en el domicilio de alguien durante esta fase de la enfermedad y con los costes económicos que supone satisfacer las necesidades de un enfermo de estas características (infraestructuras adecuadas en el domicilio, nutrición, etc.). Las diferentes situaciones laborales del cuidador, y la compatibilidad de ellas con el cuidado, junto con el difícil acceso a los servicios de salud de apoyo, en ocasiones también suponen una sobrecarga social[162].

El personal de enfermería que se encarga de administrar los cuidados paliativos tiene como objetivo atender al paciente integralmente y orientar a la familia en los cuidados, ya que suponen una pieza clave en la atención del enfermo. El hecho de que los pacientes terminales permanezcan en su entorno les ayuda a seguir manteniendo su rol social y familiar favoreciendo la satisfacción de crecimiento personal, permitiéndoles también continuar con su intimidad y disponer de su tiempo según deseen[142].

7.3 PRESENTACIÓN DE UN CASO: CÁNCER EN FASE TERMINAL.

El cáncer es una de las enfermedades más importantes de nuestra época, tanto por su elevada incidencia como por las consecuencias del mismo, constituyendo uno de los problemas de salud más importantes de nuestro siglo. En los países occidentales, el cáncer es una de las tres causas más importantes de mortalidad junto a las enfermedades cardíacas y los accidentes de tráfico[163].

Ser diagnosticado de cáncer es una de las situaciones más estresante y temida en la sociedad actual. Es una de las enfermedades que más problemas psicológicos causa en la persona que lo padece. En el cáncer se dan una serie de circunstancias que son fuente de malestar psicológico: su naturaleza crónica, la incertidumbre ante su evolución, los efectos secundarios de los tratamientos, que habitualmente se utilizan para su control, y el significado social de la palabra cáncer[163].

Ante la cronicidad, la persona tiene que "aprender" a convivir con la enfermedad modificando sus esquemas habituales de funcionamiento y poniendo en marcha sus recursos de afrontamiento. Al ser una enfermedad cuya etiología y evolución se desconoce trae consigo la incertidumbre, como dato de realidad, siendo origen de la mayoría de las alteraciones emocionales que el enfermo que la padece va a sentir. Los tratamientos habitualmente utilizados para el control del cáncer (cirugía, radioterapia, quimioterapia, trasplante de médula ósea...) tienen unos efectos secundarios que no sólo afectan físicamente a la persona, sino también, y de forma muy importante, social y psicológicamente. A todo lo anterior se añade el significado social de la palabra cáncer. Si preguntamos a cualquier persona qué significa esa palabra, la mayoría nos dirán que dolor, muerte, desfiguración, miedo, desesperanza, incertidumbre, incapacidad y alteración de la vida cotidiana. En la base de todo ello está que el cáncer es percibido como una enfermedad dolorosa, insidiosa, que puede deteriorar a la persona y conducirla a la muerte. Tiene por lo tanto el peso de ser un estigma social[163].

De ahí que nos encontremos ante una persona que se halla en una situación muy difícil, dolorosa, que tiene que hacer frente a múltiples miedos y temores con una calidad de vida muy disminuida. La forma en que la persona hace frente a la enfermedad depende de la conciencia que tiene de la misma, de su historia personal, del significado que le dé, de las consecuencias que de ella se derivan y, sobre todo, de los recursos de afrontamiento que pueda poner en marcha ante la situación que le está tocando vivir[164].

Las diferentes fases de la enfermedad oncológica incluyen como primer momento el diagnóstico, dónde se produce la confirmación de la enfermedad con el impacto emocional que supone la tristeza, la ansiedad y el miedo, siendo esta una de las fases de mayor tensión. Le sigue la del tratamiento, dónde se incluyen terapias médicas y procedimientos quirúrgicos, siendo aquí donde el paciente puede experimentar un empeoramiento en su estado físico y emocional, a corto plazo, en lugar de mejoría, generando reacciones de miedo, pérdida de control e indefensión. Cuando los tratamientos han finalizado y no hay evidencia de enfermedad se produce período considerado como de remisión, o libre de enfermedad, que sería la siguiente etapa. A nivel físico comienza la recuperación (se produce poco a poco, siendo a veces más lenta de lo que ellos desearían) y psicológicamente puede ser un momento problemático ya que se plantea el proceso de adaptación a la normalidad, siendo curiosamente en este momento cuando algunos pacientes solicitan apoyo psicológico; esta fase se caracteriza por sentimientos de vulnerabilidad y de incertidumbre acerca del futuro y miedo a la recaída[163].

Una cuarta fase que puede presentarse en la enfermedad oncológica, es la recidiva. Hablamos de recidiva, o recurrencia, cuando la enfermedad reaparece tras un intervalo, más o menos largo de tiempo, libre de la misma.

Esta situación trae grandes repercusiones físicas y sobre todo psicológicas. El paciente se da cuenta de que las posibilidades de tratamiento están más limitadas. Siente que está enfadado, furioso consigo mismo, con sentimientos de culpa por no haber logrado superar la enfermedad, y también con el médico por no haber sido capaz de curarlo, o porque no fue eficaz en detectar el progreso de la enfermedad; lo que significa reencontrarse con sus miedos y la subsiguiente vivencia de fracaso[165].

Se comenzarán de nuevo los tratamientos, que pueden ser similares a los recibidos u otros diferentes, lo que significa volver a pasar por los efectos físicos y psicológicos de los mismos. La persona permanece durante mucho tiempo con el sentimiento de fracaso, verbalizaciones del tipo: "para qué voy a luchar, si no sirve para nada", "cuando me diagnosticaron pensé que me podía curar, pero ahora he vuelto para atrás… ya no hay nada que hacer", "pensar que tengo que volver a pasar otra vez por lo mismo…"; siendo habituales y frecuentes ante la recidiva de la enfermedad. Es importante en estos momentos saber escuchar las quejas del paciente, entender su sufrimiento, y tratar de no dar "consejos estereotipados" que no ayudan en nada a la persona[163].

Por último, nos encontramos con la fase terminal de la enfermedad oncológica. Los problemas a los que habitualmente se enfrenta el paciente en este momento son tanto físicos como psicoemocionales[163].

Las reacciones emocionales en esta fase vienen determinadas por la conciencia de la situación que el paciente tenga. Al igual que en las fases de diagnóstico y tratamiento, también ahora puede darse un proceso de adaptación en el que se distinguen tres momentos importantes[163]:

- El de impacto de la situación actual, que puede dar lugar a la negación y a reacciones de ansiedad.
- El de afrontamiento, ante el que se reaccionará con miedo, rabia, ira y un estado de ánimo deprimido.
- El de adaptación, donde se producirá una disminución de las alteraciones emocionales previas y el paciente pondrá en marcha los recursos personales para disminuir el malestar psicológico. Se estima que una gran parte de los pacientes logran adaptarse a la situación de enfermedad y muerte, pero no quiere decir con ello que se consiga fácilmente y que todos puedan hacerlo. El proceso es doloroso, largo, con dificultades, y debería convertirse en el objetivo asistencial.

Como vemos, desde el diagnóstico hasta la fase terminal el paciente oncológico tiene que enfrentarse a múltiples situaciones estresantes que ocasionan alteraciones emocionales de distinta índole e intensidad. En todo el proceso es fundamental el papel de la familia, con su apoyo, y el del equipo asistencial que atiende al enfermo.

Dada la complejidad de la enfermedad oncológica se hace

imprescindible un abordaje desde el enfoque biopsicosocial.

A continuación, se presenta un caso clínico encontrado en la bibliografía revisada el cual se refiere a un hombre de 79 años diagnosticado de carcinoma de vejiga hacía dos meses. Habiéndose aplicado tratamiento de quimioterapia y radioterapia, obteniendo escasa respuesta, y ante la imposibilidad de realizar cirugía curativa se determina el inicio de tratamiento y de cuidados paliativos. Pasado un mes desde el inicio de dicho tratamiento el paciente empeora considerablemente viéndose la familia sobrepasada por la situación planteada[166].

En la valoración de enfermería sobre el caso se refiere que está casado y que tiene cuatro hijos, pero es su hija mayor la que se hace cargo de los cuidados convirtiéndose en la cuidadora principal. Ésta manifiesta sentimiento de culpabilidad, primero, por tener que abandonar a sus hijos y a su marido por cuidar de su padre, y segundo, porque sus hermanos ejercen una presión constante sobre ella en la asistencia del padre[166].

Con estos datos se presenta en el artículo un plan de cuidados muy oportuno incluyendo los siguientes diagnósticos[166]:

- NANDA:
  - (00083) Conflicto de decisiones familiares r/c interferencias en la toma de decisiones, m/p expresiones de incertidumbre y duda ante las diversas elecciones y miedo a las consecuencias adversas de éstas.
  - (00061) Cansancio en el rol de cuidador r/c el estado de salud del receptor de los cuidados, m/p trastornos del sueño y estrés.

- NIC:
  - (5250) Apoyo en la toma de decisiones.
  - (5240) Asesoramiento.
  - (5440) Aumentar los sistemas de apoyo.
  - (7040) Apoyo al cuidador principal.

Además de los diagnósticos propuestos se añaden a continuación otros que podrían contribuir a una intervención más completa.

- NANDA:
  - (00210) Deterioro de la resiliencia.
  - (00055) Desempeño ineficaz del rol.
- NIC:
  - (5300) Facilitar la expresión del sentimiento de culpa.
  - (5400) Potenciación de la autoestima.
  - (5100) Potenciación de la socialización.
  - (8340) Fomentar la resiliencia.
  - (7200) Fomentar la normalización familiar.

Libro 12 NECESIDAD DE CRECIMIENTO PERSONAL

8 RESUMEN

El presente texto busca la aproximación a los conceptos más importantes a la hora del abordaje de la necesidad de Crecimiento Personal, definida por Virginia Henderson en su modelo teórico para la atención de enfermería basado en catorce necesidades básicas del ser humano.

Por tratarse de una obra de carácter multidisciplinar se hace imprescindible, en éste punto, explicar los fundamentos de la teoría de Henderson y los supuestos teóricos en los que se basa, sin olvidar la influencia de Abraham Maslow y su Jerarquía de las Necesidades Humanas.

El siguiente punto que se aborda trata de clarificar tres conceptos primordiales para un mejor entendimiento de la necesidad de Crecimiento Personal

En primer lugar el de Salud, realizando una evolución histórica del término desde el momento mismo en que la Organización Mundial de la Salud (OMS) lo definió, en 1946, como: "El estado de completo bienestar físico, mental y social y no solamente la ausencia de afecciones o enfermedades". Esta definición supuso una evolución en el concepto ya que introdujo el bienestar completo (físico, mental y social), no tomando el término salud solamente como la ausencia de enfermedad tal y como se había hecho tradicionalmente.

Pero la evolución del concepto salud ha seguido creciendo desestimando la definición planteada por la OMS, de 1946, por ser utópica, estática y subjetiva. En 1985, de nuevo redefine el término como: "la capacidad de realizar el propio potencial personal y responder de forma positiva a los problemas del ambiente", desechando entonces su carácter estático, resultando algo menos utópico y abstracto.

Sin embargo, el concepto de salud sigue en cambio constante y cada definición, dada por los distintos campos que la estudian, aporta nuevos matices con efectos sumatorios que enriquecen el término.

El segundo concepto que se define es la Calidad de Vida, que al igual que el de Salud ha sufrido una evolución histórica desde la década de los 60 del siglo pasado hasta nuestros días, siempre en constante cambio. Aunque en los últimos años se ha introducido un nuevo matiz como es el de Calidad de Vida Relacionada con la Salud.

Por último, el tercer concepto que se analiza es de la Resiliencia, que al igual que con los dos anteriores sufre también una evolución histórica.

Tras la explicación del término Resiliencia, se aportan diferentes estudios sobre su repercusión en distintas enfermedades como pudieran ser la diabetes, el cáncer, enfermedades reumáticas, etc.

En el tercer apartado se trataron las emociones y su influencia en el Crecimiento Personal, analizando el concepto de emoción como reacción psicofisiológica de una persona ante situaciones relevantes desde un punto de vista adaptativo.

De igual modo se hace una clara distinción entre las emociones negativas, como el miedo y la ansiedad, y las positivas, como la alegría o la felicidad.

Se afirma también que las emociones son de gran utilidad y permiten que el sujeto ejecute con eficacia las reacciones conductuales apropiadas, siendo incluso las emociones desagradables importantes en la adaptación social y el ajuste personal.

Las funciones adaptativas, social y motivacional de las emociones están también descritas en el capítulo.

De la misma forma se interrelaciona el proceso salud-enfermedad con los factores emocionales, infiriendo que los estados persistentes de emociones negativas pueden resultar desfavorables a la recuperación en la salud, llegando a afectar a las funciones fisiológicas del organismo y a sus diferentes sistemas.

Se presentan en el texto, a modo de ejemplo, las emociones en diferentes patologías tales como: cáncer, enfermedad pulmonar obstructiva crónica (EPOC), obesidad, diabetes tipo 2 y artritis reumatoide (AR).

En el cuarto capítulo del volumen se enumeran los diagnósticos, resultados e intervenciones de enfermería según la taxonomía NANDA, NIC, NOC, y también se presentan diversos trastornos psíquicos especificados en el DSM-5, guía utilizada por psiquiatras y psicólogos.

Tras estos capítulos introductorios, pasamos a describir específicamente la necesidad de Crecimiento Personal en los distintos procesos patológicos, cuando la enfermedad está en su fase aguda, crónica y terminal.

Por lo tanto, el quinto capítulo trata sobre la necesidad de Crecimiento Personal en la fase aguda de la enfermedad. Tal y como se describe en el texto, dicha necesidad es de segundo orden por lo que en situaciones agudas queda relegada a un segundo plano por las de primer orden.

Para clarificar esta idea se exponen dos ejemplos: el caso de un paciente neurocrítico y un cuadro de psicosis aguda.

El sexto capítulo, mucho más amplio que el anterior, se centra en desarrollar la necesidad de Crecimiento Personal en enfermos crónicos, aportando ejemplos de distintas patologías y casos descritos en la bibliografía revisada.

En este capítulo se incide en que la necesidad de autorrealización se puede abordar mucho mejor de una forma multidisciplinar, ya que las intervenciones de enfermería y psicológicas se complementan; estando destinadas a ayudar a los pacientes, en situación de patología crónica, modificando sus comportamientos si éstos no son adecuados para el mejor manejo de la enfermedad, para el aumento de la calidad de vida, el cumplimiento del tratamiento médico y la adopción de hábitos más saludables.

Algunos de los ejemplos que se presentan son: trastorno del sueño, enfermedad reumática, EPOC, diabetes y obesidad.

El séptimo capítulo versará sobre la necesidad de Crecimiento Personal en la enfermedad terminal.

Exponiendo en primer lugar la definición de los Cuidados Paliativos y su objetivo.

También se trataron brevemente las fases por las que pasa un enfermo terminal hasta aceptar finalmente su situación real.

Se incluye, después, un apartado dónde se describe la atención de enfermería en los Cuidados Paliativos sobre: alimentación, eliminación, higiene, cuidados de la piel, actividades de apoyo emocional y comunicación, alivio del dolor, confort y seguridad, todas ellas necesarias para satisfacer la necesidad.

Se pone en evidencia que en el inminente final de la vida de un ser humano la satisfacción de la autorrealización pasa a un segundo plano, pero mientras llega ese momento, el paciente tiene la necesidad de continuar con su vida familiar y de ocio, tratando de crecer personalmente.

Finalmente, se hace mención a la esfera espiritual de los pacientes y su evolución en base a los conocimientos de la psicóloga Kathleen Dowling Singh.

En este mismo apartado se tratan las necesidades del cuidador, atenciones que necesitan, sentimientos que experimentan, agotamiento físico que supone la asistencia de un enfermo de estas características, la difícil conciliación familiar y laboral, las fases de duelo que deben afrontar cuando la pérdida del ser querido se hace efectiva, y las diferentes formas de afrontar la situación haciendo mención a la resiliencia de las personas y su capacidad pasa superar los momentos adversos que la vida nos depara.

Se expone un caso de un paciente con cáncer terminal en este mismo apartado de la obra.

El Libro se completa con los apartados de bibliografía consultada, anexos y listado de abreviaturas (*Véase Anexo 10*).

9 BIBLIOGRAFÍA

1. García González M. El proceso de enfermería y el modelo de Virginia Henderson. México, D.F.: Editorial Progreso; 2004
2. Zubiri Sáenz F. Satisfacción y motivación profesional. Anales Del Sistema Sanitario De Navarra [Internet]. 2016 [citado el 13 Diciembre 2016];36(2):193-196. Disponible en: http://scielo.isciii.es/pdf/asisna/v36n2/editorial2.pdf
3. Preámbulo de la Constitución de la Asamblea Mundial de la Salud adoptada por la Conferencia Sanitaria Internacional. Conferencia presentada en 1946. Nueva York.
4. Gavidia Catalán V, Talavera M. La construcción del concepto de salud. Didáctica de las ciencias experimentales y sociales. 2012;26.
5. Salleras L. Educación Sanitaria: Principios, Métodos y aplicaciones. Madrid. Díaz de Santos. 1985.
6. Carta de Ottawa: Primera Conferencia internacional de promoción de la salud. Conferencia presentada en 1986. Canadá.
7. Gómez M, Sabeh E. Calidad de vida. Evolución del concepto y su influencia en la investigación y la práctica. Salamanca: Instituto Universitario de Integración en la Comunidad, Facultad de Psicología, Universidad de Salamanca. 2001.
8. Arostegui I. Evaluación de la calidad de vida en personas adultas con retraso mental en la comunidad autónoma del País Vasco. [Doctoral]. Universidad de Deusto. 1998.
9. Position paper from the world health organization. Social Science and Medicine. 1995;41:1403-1409.
10. Urzúa A, Caqueo-Urízar A. Calidad de vida: Una revisión teórica del concepto. Terapia psicológica. 2012;30(1):61-71.
11. Poseck V, Baquero B, Jiménez M. La experiencia traumática desde la psicología positiva: resiliencia y crecimiento postraumático. Papeles del

psicólogo. 2006;27(1):40-49.
12. Bonanno G. A. Loss, trauma and human resilience: Have we underestimated the human capacity to thrive after extremely aversive events?. American Psychologist. 2004;59:20-28.
13. Wortman C, Silver R. The Myths of Coping With Loss. Journal of Consulting and Clinical Psychology. 1989;57:349-357.
14. Avia M, Vázquez C. Optimismo Inteligente. Madrid: Alianza; 1999.
15. Paton D, Smith L, Violanti J, Eräen L. Work-related traumatic stress: Risk, vulnerability and resilience. In: Violanti J, Patton D, Dunning D, ed. por. Posttraumatic Stress Intervention: Challenges, Issues and Perspectives. Springfield: C. C. Thomas.; 2000.
16. Manciaux, M, Vanistendael, S, Lecomte, J, Cyrulnik B. La resiliencia: estado de la cuestión. En: Manciaux, M, ed. por. La resiliencia: resistir y rehacerse. Madrid: Gedisa; 2003.
17. López V. Educación y resiliencia: alas de la transformación social. Rev Actualidades Investigativas en Educación. 2010;10(2):1-14.
18. Vera B, Carbelo B, Vecina M. La experiencia traumática desde la psicología positiva: resiliencia y crecimiento postraumático. *Rev.Papeles del Psicólogo* 2006; 27(1): 40-9.
19. Richters J, Martinez P. Violent communities, family choices and children's chances: an algorithm for improving the odds. Development and Psychopathology, 1993; 5(4): 609-627.
20. Palomar J, Gómez N. Desarrollo de una escala de medición de la resiliencia con mexicanos. *Rev. Interdisciplinaria* 2010; 27(1): 7-22.
21. Brix C, Schleußner C, Füller J, Röhrig B, Wendt T, Strauß B. The need for psychosocial support and its determinants in a sample of patients undergoing radiooncological treatment of cancer. Journal of Psychosomatic Research. 2008;65(6):541-548.
22. Jamison M, Weidner A, Romero A, Amundsen C. Lack of psychological resilience: an important correlate 5 for urinary incontinence. International Urogynecology Journal. 2007;18(10):1127-1132.
23. Kralik D. The quest for ordinariness: transition experienced by midlife women living with chronic illness. Journal of Advanced Nursing. 2002;39(2):146-154.
24. Stanton A, Reverson T, Tennen H. Health Psychology: Psychological Adjustment to Chronic Disease. The Annual Review of Psychology. 2007;58:565-592.
25. Yi J, Vitaliano P, Smith R, Yi J, Weinger K. The role of resilience on psychological adjustment and physical health in patients with diabetes. British Journal of Health Psychology. 2008;13:311-325.
26.Brix C, Schleußner C, Füller J, Röhrig B, Strauß B. Fatigue and its Determinants in Radio-Oncology. Psychotherapie, Psychosomatik, Medizinische Psychologie,. 2009;59(2):42-49.

27. Strauss B, Brix C, Fischer S, Leppert K, Füller J, Roehrig B et al. The influence of resilience on fatigue in cancer patients undergoing radiation therapy (RT). Journal Cancer Research Clinical Oncology. 2007;133:511-518.
28. Zautra A, Johnson L, Davis M. Positive Affect as a Source of Resilience for Women in Chronic Pain. Journal of Consulting and Clinical Psychology. 2005;73(2):212-220.
29. Karoly P, Ruehlman L. Psychological "resilience" and its correlates in chronic pain: findings from a national community sample. Pain. 2006;123(1-2):90-97.
30. Farber E, Schwartz J, Schaper P, Moone D. Resilience factors associated with adaptation to HIV disease. Psychosomatics. 2000;41:140-146.
31. Bonanno G, Ho S, Chan J, Kwong R, Cheung C, Wong C et al. Psychological resilience and dysfunction among hospitalized survivors of the SARS epidemic in Hong Kong: a latent class approach. Health Psychology. 2008;27(5):659-667.
32. Pan J, Chan C. Resilience: A new research area in positive psychology. Psychologia,. 2007;50(3):164-176.
33. Resilience: resistance factor for depressive symptom. Journal of Psychiatric and Mental Health Nursing. 2009;16:829-837.
34. Smith, B, Zautra, A. Vulnerability and Resilience in women with arthritis: Test of a Two-Factor Model. Journal of Consulting and Clinical Psychology,. 2008;76(5):799-810.
35. Wagnild, G. A review of the Resilience Scale. Journal of Nursing Measurement. 2009;17(2):105-113.
36. Pelechano V. Enfermedades crónicas y Psicología. Madrid: Klinik; 2008.
37. Gutiérrez Sas L, Fontenla Fariña E, Cons Ferreiro M, Rodríguez Fernández J, Pazos Couto J. Mejora de la autoestima e inteligencia emocional a través de la psicomotricidad y de talleres de habilidades sociales. Sportis Revista Tecnico-Cientifica del Deporte Escolar, educación Física y Psicomotricidad. 2017;3(1):87-205.
38. López, E. La educación emocional en la Educación Infantil. Revista Interuniversitaria de Formación del Profesorado. 2005;19 (3): 153-167.
39. Cano-Vindel, A, Miguel-Tobal, J. Emociones y salud. Ansiedad y Estrés. 2001;7:111-121.
40. Piqueras J, Ramos V, Martínez A, Oblitas L. Emociones negativas y su impacto en la salud mental y física. Suma Psicológica [Internet]. 2009 [citado el25 de Febrero de 2017];16(2):85-112. Disponible en: http://www.redalyc.org/articulo.oa?id=134213131007
41.Chóliz M. Psicología de la emoción: el proceso emocional. 2005.
42. Izard C. Organizacional and motivacional functions of discrete emotions. En: Lewis M, en Handbook of emotions. Nueva York: Guilford

Press; 1993. p. 631-641.
43. Losada A, Márquez-González M, Peñacoba C, Gallagher-Thompson D, Knight B. Reflexiones en torno a la atención de los cuidadores informales de personas con demencia y propuesta de una intervención interdisciplinar. Psicología Conductual-Revista de Psicología Clínica y de la Salud. 2007;15(1):57-76.
44. Leventhal H, Prochaska T, Hirschman R. Preventive health behavior across the life-span. En: Rosen J, Solomon L, en Prevention in health psychology. Hanover: University Press of New England.; 1985.
45. Martín M. Una metodología computarizada para optimizar la asistencia, la investigación y la docencia con pacientes con enfermedades crónicas. En: Vera-Villaroel P, Oblitas L, en Manual de escalas y cuestionarios iberoamericanos en psicología clínica y de la salud. Bogotá: Psicom Editores; 2005.
46. Ramos V, Rivero R, Piqueras J, García-López L. Psiconeuroinmunología. En: Oblitas L, en Psicología de la salud y enfermedades crónicas. Bogotá: Psicom Editores; 2006.
47. Zayas García A. Factores psicoemocionales y ajuste psicológico asociados al cáncer de mama [Tesis Doctoral]. Universidad de Sevilla; 2016
48. Hernández M. Evaluación psicológica de los pacientes oncológicos en tratamiento de radioterapia. [Tesis doctoral]. Madrid: Universidad Complutense de Madrid; 2012.
49. Grassi L, Travado L, Gil F, Sabato S, Ros¬si E, grupo SEPOS. Psychosocial morbidity and its correlates in cancer patients of the Mediterranean area: Findings from the Southern European Psycho-Oncology Study. J Affect Disord 2004;83:243-8.
50. Rodríguez Vega B, Ortiz A, Barrero A, Avedillo C, Sánchez-Cabezudo A, Chinchilla C. Síntomas de ansiedad y depresión en un grupo de pacientes oncológicos y en sus cuidadores. Eur J Psychiatry 2002;16(1):27-38.
51. DeFlorio M, Massie MJ. Review of depression in cancer: Gender differences. Depression 1995;5:343-59.
52. Gil FL, Costa G, Pérez FJ, Salamero M, Sánchez N, Sirgo A. Adaptación psicológica y prevalencia de trastornos mentales en pacientes con cáncer. Med Clin (Barc) 2007;(0):1-3
53. Hernández M, Cruzado J, Prado C, Rodríguez E, Hernández C, González M et al. Salud mental y malestar emocional en pacientes con cáncer. Psicooncología. 2012;9(2-3):233-257.
54. Cieslak K., Pawlukiewicz, M. y Kleka, P. Styles of coping with stress of cancer in patients treated with radiotherapy and expectations towards medical staff-Practical implications. Reports of Practical Oncology & Radioterapy, 2013;18(2): 61-66
55. Porro, M.L., Andrades, M.L. y Rodríguez-Espinola, S. Regulación emocional y cáncer: utilización diferencial de la expresión y supresión

emocional en pacientes oncológicos. Avances en Psicología Latinoamericana/Bogotá (Colombia). 2012; 30(2), 341-355.
56. Ornelas, R.E., Tufiño, M.A., Vite, A., Tena, O., Riveros, A. y Sánchez, J.J. Afrontamiento en pacientes con cáncer de mama en radioterapia: análisis de la Escala COPE Breve. Psicología y Salud, 2013; 23(1), 55-62.
57. Kelly, C.,y Lynes, D. Psychological effects of chronic lung disease. Nursing Times. 2008; 104(47):82-85.
58. Vinaccia S Quiceno J. Calidad de Vida Relacionada con la Salud y Factores Psicológicos: Un Estudio desde la Enfermedad Pulmonar Obstructiva Crónica - EPOC. Terapia psicológica. 2011;29(1):65-75.
59. Bravo Del Toro A, Espinosa Rodríguez T, Mancilla Arroyo L, Tello Recillas M. Rasgos de personalidad en pacientes con obesidad. Enseñanza e Investigación en Psicología [Internet]. 2011 [citado el 6 de Marzo de 2017];16(1):115-123.Disponible en: https://www.cneip.org/documentos/revista/CNEIP_16_1/Toro.pdf
60. Alvarado Sánchez A, Guzmán Benavídes E, González Ramírez M. Obesidad: ¿Baja autoestima? Intervención psicológica en pacientes con obesidad. Enseñanza en Investigación en Psicología. 2005;10(2):417-428.
61. Gutiérrez F., J. Obesidad y nivel socioeconómico. Revista de Medicina Preventiva y Salud. 2005; 12(21): 87-98.
62. Siqueira Péres D, Joel Franco L, dos Santos M. Los sentimientos de las mujeres después del diagnóstico de Diabetes tipo 2. Revista latino-americana de Enfermagem [Internet]. 2008 [citado el 8 Marzo de 2017];16(1).Disponible en: http://www.revistas.usp.br/rlae/article/view/16924/18719
63. Álvarez L, Rueda Z, González L, Acevedo L. Promoción de actitudes y estrategias para el afrontamiento de la Diabetes Mellitus y la Hipertensión Arterial en un grupo de enfermos crónicos de la ciudad de Bucaramanga. Psicoperspectivas [Internet]. 2010 [citado el 10 Marzo de 2017];9(2):279-290. Disponible en: http://www.scielo.cl/pdf/psicop/v9n2/art13.pdf
64. Miralles L, Otin R, Rojo J. Factores psicológicos que afectan al estado físico. Medicine. 2003;8:5654-5664.
65. Melzack R, Wall P. Pain mechanisms: A new theory. Science. 1965;150(3699):971-979.
66. Redondo, M. León, L. (2015). El dolor: Definición, prevalencia y consecuencias de un malo que todos experimentamos. Madrid: Editorial Grupo 5.
67. Lazarus R, Folkman S. Coping and adaptation. The handbook of behavioral medicine. 1984;:282-325.
68. Keefe FJ, Smith SJ, Buffington AL, Gibson J, Studts JL, Caldwell DS. Recent advances and future directions in the biopsychosocial assessment and treatment of arthritis. J Consult Clin Psychol. 2002;70:640-55.
69. Herdman T.H. NANDA International Nursing Diagnoses: Definitions

and Classifications 2015-2017; NANDA International 1994-2015 copyright © [Internet]. 2014 [citado el 10 de enero de 2017] Disponible en: https://www.nnnconsult.com

70. Diagnostic and statistical manual of mental disorders. Washington, D.C.: American Psychiatric Association; 2013.

71. Salgado Quijano M., Espinosa Sánchez G. Proceso de atención de enfermería a un paciente con Parkinson más psicosis basado en las 14 necesidades de Virginia Henderson. Enfermería Neurológica [Internet]. 2012 [citado el 20 de Febrero 2017];11(2):81-86. Disponible en: http://www.medigraphic.com/pdfs/enfneu/ene-2012/ene122e.pdf

72. Escaño Cardon V, García Cañedo F, Carmona Guirado A. Cuidados enfermeros al paciente neurocrítico y su familia en la unidad de cuidados intensivos. Hygia [Internet]. 2016 [citado el 26 de Diciembre de 2016];91:56-59.Disponible en: http://www.colegioenfermeriasevilla.es/wp-content/uploads/Hygia91.pdf

73. Organización Mundial de la Salud [Internet]. 2017 [citado el 19 de enero de 2017].Disponible en: http://www.who.int/topics/chronic_diseases/es/

74. Menéndez J, Guevara A, Arcia N, León Díaz E, Marín C, Alfonso J. Enfermedades crónicas y limitación funcional en adultos mayores: estudio comparativo en siete ciudades de América Latina y el Caribe. Revista Panamericana de Salud Pública [Internet]. 2005 [citado el 20 de Enero de 2017];17(5/6):353-361. Disponible en:
http://www.repositoriocdpd.net:8080/bitstream/handle/123456789/371/Art_Men%C3%A9ndezJ_EnfermedadesCr%C3%B3nicasLimitaci%C3%B3n_2005.pdf?sequence=1

75. Rodríguez Porcel M, Rodríguez Martínez M, Tortosa Salazar V. Revisión bibliográfica: medidas y técnicas complementarias para el tratamiento del paciente con EPOC. En: Linares J, del Mar Molero, M, del Carmen Pérez-Fuentes, M, del Mar Simón, M, Martín A, Martínez Á, en Perspectivas y Análisis de la Salud. Almería: Hospital Torrecárdenas; 2016. p. 187-191.

76. Chuquimia Zarate, L, Vargas Flores, T. Transtornos Del Sueño. Revista de Actualización Clínica Investiga. 2013;35:1819.

77. Guglielmi, O. Evaluación del rendimiento, de la salud psicosocial y de los accidentes en el trabajo en pacientes con el síndrome de apnea del sueño antes y después de un periodo de terapia con cpap [Tesis Doctoral]. Universidad de Granada; 2014.

78. Quevedo Blasco R. Tratamiento psicológico de la apnea del sueño. En: Casado L, Domínguez L, en Avances en tratamientos psicológicos. Granada: Universidad de Granada; 2010. p. 31.

79. Romero Gallardo M, Gutiérrez Marín M, Bandera López M. Mejora de la calidad de vida en un paciente con apnea del sueño. Enfermería Docente [Internet]. 2015 [citado el 20 de Enero de 2017];104:44-48. Disponible en:

http://www.index-f.com/edocente/104pdf/10444.pdf
80. Manrique J. Higiene del sueño. Higiene. 2011;39(3).7
81. González Menéndez, R. Como liberarse de los hábitos tóxicos.: Guía para conocer y vencer los hábitos provocados por el café, el tabaco y el alcohol. Revista Cubana de Medicina General Integral. 1995;11(3):253-284.
82. Delgado-Vega, A, Martín J, Granados J, Anaya J. Epidemiología genética de la artritis reumatoide: ¿Qué esperar de América Latina?. Biomédica. 2006;26:562-584.
83. Ramos F. Enfermedades Reumáticas. México, D.F: Mc Graw-Hill; 1999.
84. Ballina, F, Rodríguez, A. Artritis reumatoide. Revista Española de Reumatología. 2000;27:56-64.
85. Culpepper, L. Generalized anxiety disorder and medical illness. The Journal of clinical psychiatry. 2009;2:20-24.
86. García-Soriano, G, Barreto P. Trastornos del estado de ánimo al final de la vida: ¿desmoralización o depresión?. Revista de Psicopatología y Psicología Clínica. 2008;13:123-133.
87. Martín, A, Vicente, P, Vicente E, Sánchez, M, Galindo P, Martín, M. Depresión y calidad de vida relacionada con la salud en pacientes con artrosis: diferencias de género. Revista de Psicopatología y Psicología Clínica. 2010;2:125-132.
88. Hernández Sánchez M, Chantar Ruiz L, Hernández Martínez M, Torres Medina S. Paciente con artritis reumatoide: inicio de terapia biológica. Inquietudes [Internet]. 2015 [citado el 23 de Enero 2017];49:1-10. Disponible en:
https://www.juntadeandalucia.es/servicioandaluzdesalud/chjaen/files/pdf/1455709998.pdf
89. Ottonello M. Cognitive-behavioural interventions in rheumatic diseases. Giornale Italiano di Medicina del Lavoro ed Ergonomia. 2007;29:19-23.
90. Zautra A, Hall J, Murray K. Resilience: a new integrative approach to health and mental health research. Health Psychology Review. 2008;1:41-64.
91. Becoña E. Definición, características y utilidad del concepto. Revista de Psicopatología y Psicología Clínica. 2006;11:125-146.
92. Oliva, A, Jiménez J, Parra, Á, Sánchez-Queija, I. Acontecimientos vitales estresantes, resiliencia y ajuste adolescente. Revista de Psicopatología y Psicología Clínica. 2008;13:53-62.
93. Ashburn, M, Staats P. Management of chronic pain. Lancet. 1999;353(9167):1865-1869.
94. Azad N, Gondal M, Abbas N. Frequency of Depression and Anxiety in Patients Attending a Rheumatology Clinic. Journal of the College of Physicians and Surgeons-Pakistan. 2009;18(9):569-573.
95. Lorig K, Ritter P, Dost A, Plant K, Laurent D, McNeil I. The expert patients programme online, a 1-year study of an Internet-based self-

management programme for people with long-term conditions. Chronic IIIn. 2008;4(4):247-256.
96. Lorig K, Ritter P, Laurent D, Plant K. The internet-based arthritis self-management program: a one-year randomized trial for patients with arthritis or fibromyalgia. Arthritis Rheum. 2008;59(7):1009-1017.
97. Pawels R, Buist, A, Calverley P, Jenkins C, Hurd, S. Global strategy for the diagnosis, management, and prevention of chronic obstructive pulmonary disease. NHLBI/WHO Global Initiative for Chronic Obstructive Lung Disease (GOLD) Workshop summary. American Journal of respiratory and critical care medicine. 2001;163(5):1256-1276.
98. Muñoz Cabrera, L, Jurado Gámez B, Alcázar Lanagrán B, León Jiménez A, Márquez Pérez F, Feu Collado, N et al. La enfermedad pulmonar obstructiva crónica en atención primaria. estudio descriptivo en las comunidades de Extremadura y Andalucía. Neumosur. 2001;13(3):183-191.
99. Alcázar Navarrete, B, Romero Palacios, P, Arnedillo Muñoz, A, López-Campos Bodineau J. Control clínico de la EPOC. En: Soto Campos J, ed. en. Manual de diagnóstico y terapéutica en Neumología. 3a ed.: Ergón Creación; 2016. p. 353-358.
100. Miravitlles, M, Soler-Cataluña, J, Calle, M, Molina , Almagro, P, Quintano, J et al. Guía Española de la EPOC (GesEPOC). Tratamiento farmacológico de la EPOC estable. Archivos de Bronconeumología. 2012;48(7):247-257.
101. Güell, R, González, A, Morante, F, Sangenis, M, Sotomayor, C, Caballero, C et al. Mejor en casa: un programa de asistencia continuada para los pacientes con enfermedad respiratoria crónica avanzada. Archivos de bronconeumología. 1998;34(2):541-546.
102. Gutiérrez C. EPOC: Propuesta de manejo simple del paciente estable. Rev Chil Enf Respir. 2002;18:182-188.
103. Romero Roy, M, Jimeno Salgado, J. Yoga y EPOC. Abordaje desde las técnicas respiratorias. Medicina Naturista. 2007;1(1):30-35.
104. Barreiro Suárez, E. Plan de Cuidados en un paciente con reagudización de EPOC: A propósito de un caso [Trabajo de Fin de Grado]. Universidad da Coruña; 2015. Disponible en:
http://ruc.udc.es/dspace/bitstream/handle/2183/15292/BarreiroSuarez_Elena_TFG_2015.pdf?sequence=2&isAllowed=y
105. OMS | Tabaco [Internet]. Who.int. 2015 [citado el 10 de Enero de 2017]. Disponible en:
http://www.who.int/mediacentre/factsheets/fs339/es/
106. Górriz Alcat M. Recomendaciones dietéticas al alta en pacientes con diagnóstico EPOC [Máster]. Universidad Pública de Navarra; 2012.
107. Soler-Cataluña J, Calle M, Cosío B, Marín J, Monsó E, Alfageme I. Estándares de calidad asistencial en la EPOC. Archivos de Bronconeumología. 2009;45(4):196-203.

108. Lisboa B, Villafranca A, Caiozzi G, Berrocal, C, Leiva, A, Pinochet, R et al. Calidad de vida en pacientes con enfermedad pulmonar obstructiva crónica e impacto del entrenamiento físico. Rev Med Chile. 2001;129(4):359-366.

109. Subirats Bayego E, Subirats Vila, G, Sotera Martínez, I. Prescripción de ejercicio físico: indicaciones, posología y efectos adversos. Med Clin. 2011;138(1):18-24.

110. Rubio, M, Hermosa J, Nebreda, M. Ansiedad y EPOC. Archivos de Bronconeumología. 2009;45:51-53.

111. Lacasse Y, Rousseau L, Maltais F. Prevalence of depressive symptoms and depression in patients with severe oxygendependent chronic obstructive pulmonary disease. Journal of Cardiopulmonary Rehabilitation and Prevention. 2001;21:80-86.

112. Fan VS, Ramsey SD, Giardino ND, Make BJ, Emery CF, Diaz PT, et al. Sex, depression, and risk of hospitalization and mortality in chronic obstructive pulmonary disease. Arch Intern Med. 2007;167:2345-53.

113. American College of Chest Physicians and American Association of Cardiovascular and Pulmonary Rehabilitation. Pulmonary rehabilitation: joint ACCP/AACVPR evidence-based clinical practice guidelines. Chest. 2007;131:4s-42s

114. Organización Mundial de la Salud [Internet]. 2016 [citado el 26 de Enero de 2017]. Disponible en:
http://www.who.int/mediacentre/factsheets/fs312/es/

115. Godoy Hernández J. "Intervenciones de enfermería en Diabetes Mellitus tipo II implicada en la calidad de vida del paciente geriátrico, perteneciente al centro de salud de Miñarica 2; Ambatotungurahua." [Licenciada en Enfermería]. Universidad Técnica de Ambato; 2015. Disponible en:
http://redi.uta.edu.ec/bitstream/123456789/14379/2/Godoy%20Hern%C3%A1ndez,%20Jasmina%20Natalia.pdf

116. Iriarte, A, Giles, O, Sandoval, M, Mendoza, R, Avilés, A, Ruiz, G et al. Comparación de las prevalencias de duelo, depresión y calidad de vida asociados con la enfermedad entre pacientes con diabetes mellitus tipo 2 descontrolados y controlados. Revista Digital. 2013;18(1).

117. Pérez DS, Santos MA, Zanetti ML, Ferronato AA. Dificultades de los pacientes diabéticos para el control de la enfermedad: sentimientos y comportamientos. Rev Latino-Am Enfermagem [Internet]. 2007 [Citado el 9 de Marzo de 2017];15(6):1105-1112. Disponible en:
http://dx.doi.org/10.1590/S0104-11692007000600008.

118. Pineda N, Bermúdez V, Cano C, Mengual E y col. Niveles de depresión y sintomatología característica en pacientes adultos con diabetes mellitus tipo 2. Arch Venez Farmacol Ter 2004;23(1):74-78

119. Zavala MR, Vázquez-Martínez O, Whetsell MV. Bienestar espiritual y

ansiedad en pacientes diabéticos. Aquichan 2006;6(1):8-21.
120. Ortiz M, Ortiz E, Gatica A, Gómez D. Factores psicosociales asociados a la adherencia al tratamiento de la diabetes mellitus tipo 2. Terapia Psicológica 2011;29 (1):5-11.
121. Árcega-Domínguez A, Lara-Muñoz C, Ponce de León-Rosales S. Factores relacionados con la percepción subjetiva de la calidad de vida de pacientes con diabetes. Rev Invest Clin 2005;57(5):676-684.
122. Fernández Ortega MA. El impacto de la enfermedad en la familia. Rev Fac Med UNAM 2004;47(6):251-254.
123. Gil-Juliá B, Bellver A, Ballester R. Duelo: evaluación, diagnóstico y tratamiento. Psicooncología 2008;5(1):103-116.
124. Beck J. El método Beck para adelgazar: Entrene su mente para pensar como una persona delgada. México: Gedisa; 2009.
125. Facchini, M. Obesidad: aspectos psicoterapéuticos. Aspectos no farmacológicos del Tx del paciente con obesidad e hipertensión. Boletín del Consejo Argentino de HTA. 2003;4:2.
126. Novakofski K, Karduck J. Improvement in knowledge, social cognitive theory variables, and movement through stages of change after a community-based in a diabetes education program. Journal of the American Dietetic Association,. 2005;105(10):1613-1616.
127. Riveros A, Cortázar J, Alcázar L, Sánchez J. Efectos de una intervención cognitivo-conductual en la calidad de vida, ansiedad, depresión y condición médica de pacientes diabéticos e hipertensos esenciales. Revista Internacional de Psicología Clínica y de la Salud. 2005;5(3):445-462.
128. Everett L, Sutton K, Jarjoura D, Smucker W, Baughman K, Capers C. Transtheoretical model-chronic disease care for obesity in primary care: a randomized trial. Obesity Research. 2005;13(2):917-927.
129. Ortiz M, Ortiz E, Gatica A, Gómez D. Factores psicosociales asociados a la adherencia al tratamiento de la diabetes mellitus tipo 2. Terapia Psicológica. 2011;29(1):5-11.
130. Rondón B. Es importante considerar que los pacientes diabéticos deben hacer cambios generales en su estilo de vida, lo que incluye un régimen alimentario saludable, vigilancia estrecha de los niveles de glucosa, vigilancia de cambios físicos, visitas médicas, actividad física y la ingesta de medicamentos en tiempo y forma. Revista Electrónica de Psicología Iztacala, 14(2) [Internet]. 2011 [citado el 7 de Febrero de 2017];14(2). Disponible en: http://www.revistas.unam.mx/index.php/repi/article/view/26030
131. Campuzano M, Rodríguez A. Factores que impiden la adherencia a un régimen terapéutico en diabéticos: un análisis descriptivo. Psicología y Salud. 2015;26(1):51-62.
132. Morales M. Obesidad y trastorno por atracón: Ensayo para comprender y tratar la obesidad. Editorial Grupo 5; 2015.

133. Obesidad y sobrepeso [Internet]. Organización Mundial de la Salud. 2017 [citado el 5 de Marzode 2017]. Disponible en: http://www.who.int/mediacentre/factsheets/fs311/es/
134. Zoraquiain Munarriz J. Aplicación del modelo conceptual de enfermería de Virginia Henderson en el paciente obeso [Grado en Enfermería]. Universidad de Zaragoza; 2012. Disponible en: https://zaguan.unizar.es/record/7225/files/TAZ-TFG-2012-064.pdf
135. Manrique M, de la Maza M, Carrasco F, Moreno M, Albala C, García J et al. Diagnóstico, evaluación y tratamiento no farmacológico del paciente con sobrepeso u obesidad. Revista médica de Chile. 2017;137(7):963-971
136. Organización Mundial de la Salud. Primer atlas mundial de las necesidades de cuidados paliativos no atendidas [Internet]. 2014. Disponible en: http://www.who.int/mediacentre/news/releases/2014/palliative-care-20140128/es/
137. Gómez Sancho M. Medicina Paliativa: la respuesta a una necesidad. En: Gómez Sancho M, en Avances en Cuidados Paliativos. Las Palmas de Gran Canaria: GAFOS; 2017. p. 116-136
138. Bejarano F, De Jaramillo I. Morir con dignidad. Fundamentos del cuidado paliativo. Santafé de Bogotá: ITALMEX; 1992
139. Sanz Ortiz J. Principios y prácticas de los Cuidados Paliativos. Medicina Clínica. 1989;92:143-145
140. Waggoner SE. Cervical cancer. Lancet. 2003; 361: 2217-2225
141. World Health Organization. [Internet]. London: Worldwide Palliative Care Alliance; 2017. Disponible en: http://www.who.int/nmh/Global_Atlas_of_Palliative_Care.pdf
142. Caunedo Suarez J. Los cuidados de enfermería al paciente terminal en su domicilio. RqR Enfermería Comunitaria (Revista de SEAPA). 2016 Noviembre; 4 (4): 18-32.
143. Given B, Wyatt G, Given C, Gift A, Sherwood P, Devoss D. Burden and depression among caregivers of patients with cancer at the end of life. Oncol Nurse Forum. 2005;31(6):1105-1117
144. Ignorosa-Nava C.A., González-Juárez L. Cuidados paliativos para una muerte digna. Estudio de un caso. Enfermería Universitaria [Internet]. 2014 [citado el 10 de Febrero de 2017];11(3):110-116. Disponible en: http://www.scielo.org.mx/pdf/eu/v11n3/v11n3a6.pdf
145. Du Gas BW. Tratado de enfermería práctica. 4a ed. México: Mc-Graw-Hill interamericana; 2000:700.
146. Pérez García E. Enfermería y necesidades espirituales en el paciente con enfermedad en etapa terminal. Enfermería: Cuidados Humanizados. 2016 [citado el 10 de Febrero de 2017];5(2). Disponible en: http://dx.doi.org/10.22235/ech.v5i2.1286
147. Garrido, A. Cuidando al cuidador. Revista Española Geriatría Gerontológica. 2003;38(4):189-191.

148. Martínez M, Torres V. Importancia de la familia en el paciente con diabetes mellitus insulinodependiente. Revista de Psicología y Salud. 2007;17(2):229-241.
149. Blanco Toro L, Librada Flores S, Rocafort Gil J, Cabo Domínguez R, Galea Marín T, Alonso Prado M. Perfil del cuidador principal del enfermo en situación terminal y análisis del riesgo de desarrollar duelo patológico. Medicina Paliativa. 2007;14(3):1-5.
150. González Castro U, Reyes Luna, A. Algunos aspectos del proceso que viven los cuidadores primarios de un enfermo crónico-degenerativo. Revista Electrónica de Psicología Iztacala. 2012;15(2):636-661.
151. Alfaro O, Morales T, Vázquez F, Sánchez S, Ramos B, Guevara U. Sobrecarga, ansiedad y depresión en cuidadores primarios de pacientes con dolor crónico y terminal. Revista Médica del Instituto Mexicano del Seguro Social. 2008;:485-494.
152. Roca, M, Úbeda, I, Fuentelsaz, C, López, R, Pont, A, García, L. Impacto del hecho de cuidar en la salud de los cuidadores familiares. Atención Primaria. 2004;26(4):53-67.
153. Chan E, O'Neill I, McKenzie M, Love A, Kissane D. . What works for therapists conducting family meetings: treatment integrity on family-focused grief therapy during palliative are and bereavement. Pain Symptom Manage. 2004;27(6):502-512.
154. Pinquart M, Sorensen S. "Diferencias entre los cuidadores y no cuidadores en la salud psicológica y física: Meta-Análisis." Psychology and Aging 2003; 18:250-26.
155. McMillan SC, Small BJ, Weitzner M, et al. "Impacto de las técnicas de enfrentamiento con familiares al cuidado de pacientes con cáncer en hospicios." Cancer.2006; 106(1):214-222.
156. Schulz R, Beach SR. "Los cuidados como factor de riesgo de mortalidad: Efectos en la salud de los cuidadores." JAMA 1999; 282:2215-2219
157. Expósito Concepción Y. Intervención personalizada a cuidadores primarios de mujeres con cáncer avanzado de mama que reciben Cuidados Paliativos. Revista Cubana de Enfermería [Internet]. 2010 [citado el 4 de Marzo de 2017];26(3):136-149. Disponible en: http://scielo.sld.cu/pdf/enf/v26n3/enf06310.pdf
158. Moral Serrano M, Ortega J, López Matoses M, Pellicer Magraner P. Perfil y riesgo de morbilidad psíquica en cuidadores de pacientes ingresados en su domicilio. Atención Primaria,. 2003;32(2):77-87.
159. Barreto P, de la Torre O, Pérez-Marín M. Detección de duelo complicado. Psicooncología,. 2012;12(2-3):355-368.
160. Rodríguez Gómez, A. El cuidador y el enfermo en el final de la vida familia y/o persona significativa. Enfermería Global. 2010;18:102-111.
161. Astudillo W, Mendinueta C, Granja P. Cómo apoyar al cuidador de un

enfermo en el final de la vida. Psicooncología. 2008;5(2-3):359-381.
162. Moreira de Souza R., Turrini R. Paciente oncológico terminal: sobrecarga del cuidador. Enfermería Global [Internet]. 2011 [citado el 7 de Febrero de 2017];22:1-13. Disponible en: http://scielo.isciii.es/pdf/eg/v10n22/administracion2.pdf
163. Alonso C, Bastos A. Intervención psicológica en personas con cáncer. Clínica Contemporánea [Internet]. 2011 [citado el 4 de Marzo de 2017];2(2):187-207. Disponible en: http://www.copmadrid.org/webcopm/publicaciones/clinicacontemporanea/cc2011v2n2a6.pdf
164. Alonso C. Repercusión psicológica de la enfermedad en el paciente oncológico. En: Valentín V, Alonso C, Murillo M, Pérez P, Vilches Y, en Oncología en Atención Primaria. Madrid: Nova Sidonia Oncología y Hematología; 2003. p. 771-783.
165. Romero R. Intervención psicológica en el enfermo oncológico. En: Pascua L, Ballester R, ed. en. La práctica de la Psicología de la Salud Programas de Intervención. Valencia: Promolibro.; 1997. p. 251-285.
166. Tejada Domínguez F., Ruíz Domínguez M. Paciente en estado terminal y familia. Caso clínico. Hygia. 2009;71:41-48.

10 ANEXOS

EDITOR: *Diego Molina Ruiz*

ANEXO 1. FIGURA 1

Figura 1. Jerarquía de Necesidades de Abraham Maslow.

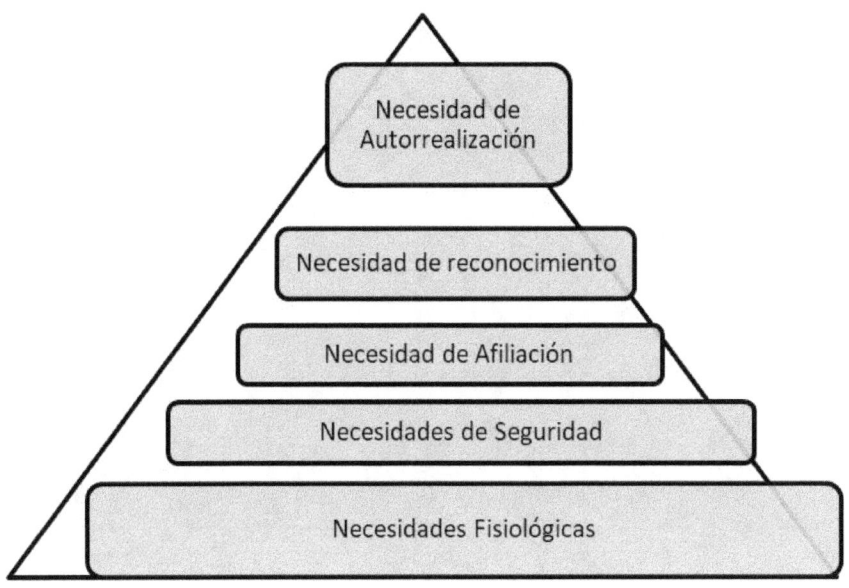

Fuente: Elaboración propia a partir de: Zubiri Sáenz F. Satisfacción y motivación profesional. Anales Del Sistema Sanitario De Navarra [Internet]. 2016 [citado el 13 Diciembre 2016];36(2):193-196. Disponible en: http://scielo.isciii.es/pdf/asisna/v36n2/editorial2.pdf

EDITOR: *Diego Molina Ruiz*

ANEXO 2. FIGURA 2

Figura 2. Calidad de Vida (OMS)

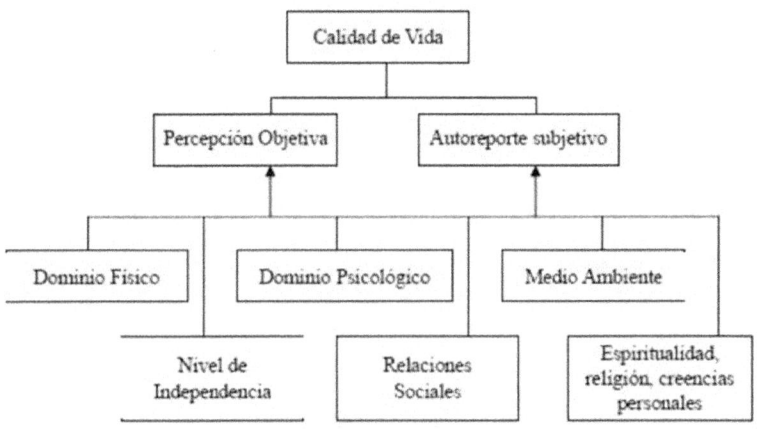

Fuente: Position paper from the world health organization. Social Science and Medicine. 1995;41:1403-1409.

EDITOR: *Diego Molina Ruiz*

ANEXO 3 FIGURA 3

Figura 3. Influencia de las emociones negativas en la Artritis Reumatoide.

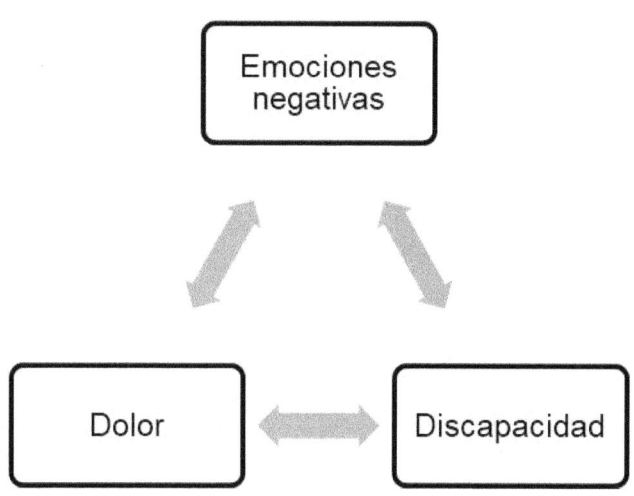

Fuente: Elaboración propia a partir de Redondo, M. y León, L. (2015). El dolor: Definición, prevalencia y consecuencias de un malo que todos experimentamos. Madrid: Editorial Grupo 5.

EDITOR: *Diego Molina Ruiz*

ANEXO 4. TABLA 1

Tabla 1. Intervenciones de Enfermería (NIC) consideradas relevantes para el Crecimiento Personal con sus actividades recomendadas.

NIC	ACTIVIDADES
[5400] Potenciación de la autoestima	Observar las afirmaciones del paciente sobre su autovalía. Determinar la confianza del paciente en su propio criterio. Animar al paciente a identificar sus puntos fuertes. Fomentar el contacto visual al comunicarse con otras personas. Reafirmar los puntos fuertes personales que identifique el paciente. Proporcionar experiencias que aumenten la autonomía del paciente, según corresponda. Ayudar al paciente a identificar las respuestas positivas de los demás. Abstenerse de realizar críticas negativas. Ayudar al paciente a afrontar los abusos o las burlas. Mostrar confianza en la capacidad del paciente para controlar una situación. Ayudar a establecer objetivos realistas para conseguir una autoestima más alta. Ayudar al paciente a aceptar la dependencia de otros, según corresponda Ayudar al paciente a reexaminar las percepciones negativas que tiene de sí mismo. Fomentar el aumento de responsabilidad de sí mismo, según corresponda. Ayudar al paciente a identificar el impacto que tiene el grupo de compañeros sobre los sentimientos de su autovalía. Explorar los logros de éxitos anteriores. Explorar las razones de la autocrítica o culpa. Animar al paciente a evaluar su propia conducta. Animar al paciente a que acepte nuevos desafíos. Recompensar o alabar el progreso del paciente en la consecución de objetivos. Facilitar un ambiente y actividades que aumenten la autoestima. Comprobar la frecuencia de las manifestaciones negativas sobre sí mismo. Observar la falta de seguimiento en la consecución de objetivos. Observar los niveles de autoestima a lo largo del tiempo, según corresponda. Realizar afirmaciones positivas sobre el paciente. Ayudar al paciente a encontrar la autoaceptación. Animar al paciente a conversar consigo mismo y a verbalizar autoafirmaciones positivas a diario.
[5330] Control del estado de ánimo.	Evaluar el estado de ánimo (signos, síntomas, antecedentes personales) inicialmente y con regularidad, a medida que progresa el tratamiento. Administrar cuestionarios autocumplimentados (Inventario de depresión de Beck, escalas del estado funcional), según corresponda. Determinar si el paciente supone un riesgo para la seguridad de sí mismo y de los demás. Considerar la posibilidad de hospitalización del paciente con alteraciones del estado de ánimo que plantea riesgos para la seguridad, que es incapaz de satisfacer las necesidades de autocuidados y/o carece de apoyo social. Poner en práctica las precauciones necesarias para salvaguardar al paciente y a los que les rodean del riesgo de daños físicos (suicidio, autolesiones, fugas, violencia). Remitir al paciente para la evaluación y/o tratamiento de cualquier enfermedad subyacente que pueda contribuir a una alteración del estado de ánimo. Comprobar la capacidad de autocuidado Ayudar con el autocuidadoss, si es necesario. Vigilar el estado físico del paciente (peso corporal e hidratación). Controlar y regular el nivel de actividad y estimulación del ambiente de acuerdo con las necesidades del paciente.

	Ayudar al paciente a mantener un ciclo normal de sueño/vigilia. Ayudar a que el paciente asuma una mayor responsabilidad en el autocuidado a medida que pueda hacerlo. Enseñar al paciente habilidades para tomar decisiones, según sea necesario. Animar al paciente a que tome decisiones cada vez más complejas según sea capaz. Animar al paciente a que adopte un papel activo en el tratamiento y la rehabilitación, según corresponda. Proporcionar o remitir a psicoterapia (terapia cognitivo-conductual, interpersonal, de pareja, de familia, de grupo), cuando sea conveniente. Relacionarse con el paciente a intervalos regulares para realizar los cuidados y/o darle la oportunidad de hablar acerca de sus sentimientos. Ayudar al paciente a controlar conscientemente el estado de ánimo. Ayudar al paciente a identificar los pensamientos y sentimientos subyacentes al estado de ánimo disfuncional. Ayudar al paciente a expresar los sentimientos de una forma adecuada. Ayudar al paciente a identificar los factores desencadenantes del estado de ánimo disfuncional. Ayudar al paciente a identificar los aspectos de los factores precipitantes que se pueden o no cambiar. Enseñar nuevas técnicas de afrontamiento y de resolución de problemas. Animar al paciente, según pueda tolerarlo, a relacionarse socialmente y realizar actividades con otros. Proporcionar habilidades sociales y/o entrenamiento en asertividad, según sea necesario. Administrar medicamentos estabilizadores del estado de ánimo (antidepresivos, litio, anticomiciales, antipsicóticos, ansiolíticos, hormonas y vitaminas). Observar la posible aparición de efectos secundarios de la medicación y su efecto sobre el estado de ánimo del paciente. Vigilar y fomentar el cumplimiento de la medicación por parte del paciente. Informar sobre los medicamentos al paciente/allegados. Informar sobre la enfermedad al paciente/allegados, si el estado de ánimo disfuncional tiene una base patológica. Proporcionar orientación acerca del desarrollo y mantenimiento de sistemas de apoyo Ayudar al paciente a anticiparse y a afrontar los cambios de la vida. Proporcionar un seguimiento al paciente de forma ambulatoria a intervalos apropiados, según sea necesario.
[5370] Potenciación de roles.	Ayudar al paciente a identificar los diversos roles en el ciclo vital. Ayudar al paciente a identificar los roles habituales en la familia. Ayudar al paciente a identificar períodos de transición de roles a lo largo de la vida. Ayudar al paciente a identificar las conductas necesarias para el desarrollo de roles. Ayudar al paciente a identificar los cambios de roles específicos necesarios debido a enfermedades o discapacidades. Animar al paciente a identificar una descripción realista del cambio de rol. Ayudar al paciente a identificar estrategias positivas en los cambios de roles. Facilitar el ensayo de roles consiguiendo que el paciente se anticipe a las reacciones de los demás ante la adopción de dicho rol. Facilitar la oportunidad al paciente de que practique el rol con nuevas conducta Facilitar las interacciones grupales de referencia como parte del aprendizaje de los nuevos roles.
[	Fomentar la implicación en las relaciones ya establecidas. Animar al paciente a desarrollar relaciones. Fomentar las relaciones con personas que tengan intereses y objetivos comunes. Fomentar las actividades sociales y comunitarias. Fomentar el compartir problemas comunes con los demás. Fomentar la implicación en intereses totalmente nuevos.

Libro 12 NECESIDAD DE CRECIMIENTO PERSONAL

5100] Potenciación de la socialización.	Remitir al paciente a un grupo o programa de habilidades interpersonales en los que pueda aumentar su comprensión de las transacciones, si resulta oportuno. Ayudar al paciente a que aumente la consciencia de sus puntos fuertes y sus limitaciones en la comunicación con los demás. Utilizar el juego de roles para practicar las habilidades y técnicas de comunicación mejoradas. Proporcionar retroalimentación positiva cuando el paciente establezca el contacto con los demás. Facilitar el entusiasmo y la planificación de actividades futuras por parte del paciente. Explorar los puntos fuertes y débiles del círculo actual de relaciones. Facilitar el uso de ayudas para déficits sensoriales como gafas y audífonos.
[5220] Mejora de la imagen corporal.	Utilizar una orientación anticipatoria en la preparación del paciente para los cambios de imagen corporal que sean previsibles. Ayudar al paciente a comentar los cambios causados por la enfermedad o cirugía, según corresponda. Ayudar al paciente a determinar el alcance de los cambios reales producidos en el cuerpo o en su nivel de funcionamiento. Determinar si se ha producido un cambio físico reciente en la imagen corporal del paciente. Ayudar al paciente a separar el aspecto físico de los sentimientos de valía personal, según corresponda. Ayudar a determinar la influencia de los grupos a los que pertenece en la percepción del paciente de su imagen corporal actual. Ayudar al paciente a comentar los factores estresantes que afectan a la imagen corporal debidos a estados congénitos, lesiones, enfermedades o cirugía. Observar si el paciente puede mirar la parte corporal que ha sufrido el cambio. Determinar si un cambio de imagen corporal ha contribuido a aumentar el aislamiento social. Ayudar al paciente a identificar acciones que mejoren su aspecto. Facilitar el contacto con personas que hayan sufrido cambios de imagen corporal similares. Identificar grupos de apoyo disponibles para el paciente.
[7040] Apoyo al cuidador principal.	Determinar el nivel de conocimientos del cuidador. Determinar la aceptación del cuidador de su papel. Reconocer la dependencia que tiene el paciente del cuidador, según corresponda. Realizar afirmaciones positivas sobre los esfuerzos del cuidador. Animar al cuidador a que asuma su responsabilidad, si es el caso. Apoyar las decisiones tomadas por el cuidador principal. Enseñar al cuidador la terapia del paciente de acuerdo con las preferencias de éste. Enseñar técnicas de cuidado para mejorar la seguridad del paciente. Proporcionar ayuda sanitaria de seguimiento al cuidador mediante llamadas de teléfono y/o cuidados de enfermería comunitarios. Monitorizar la presencia de indicios de estrés. Enseñar al cuidador técnicas de manejo del estrés. Educar al cuidador sobre el proceso de duelo. Apoyar al cuidador durante el proceso de duelo. Animar al cuidador a participar en grupos de apoyo. Informar al cuidador sobre recursos de cuidados sanitarios y comunitarios. Actuar en lugar del cuidador si se hace evidente una sobrecarga de trabajo. Comentar con el paciente los límites del cuidador. Animar al cuidador durante los momentos difíciles del paciente. Apoyar al cuidador a establecer límites y a cuidar de sí mismo.
	Facilitar la cohesión familiar. Fomentar el apoyo familiar. Facilitar la comunicación familiar.

[8340] Fomentar la resiliencia.	Fomentar que la familia establezca reglas y consecuencias para la conducta del niño/joven. Ayudar a los jóvenes a adquirir habilidades asertivas. Ayudar a la familia a proporcionar un clima que favorezca el aprendizaje. Fomentar conductas positivas de búsqueda de la salud. Ayudar a los jóvenes a adquirir habilidades asertivas. Informar e implicar a la comunidad en programas para jóvenes.
[5395] Mejora de la autoconfianza.	Explorar la percepción del individuo de su capacidad de desarrollar la conducta deseada. Explorar la percepción del individuo de los beneficios de ejecutar la conducta deseada. Identificar la percepción del individuo de los riesgos de no ejecutar la conducta deseada. Identificar los obstáculos al cambio de conducta. Proporcionar información sobre la conducta deseada. Ayudar al individuo a comprometerse con un plan de acción para cambiar la conducta. Reforzar la confianza al hacer cambios de conducta y emprender la acción. Proporcionar un entorno de ayuda para aprender los conocimientos y habilidades necesarios para llevar a cabo la conducta. Utilizar estrategias de enseñanza que sean adecuadas a la cultura y la edad. Proporcionar refuerzo positivo y apoyo emocional durante el proceso de aprendizaje y durante la implementación de la conducta. Utilizar afirmaciones convincentes positivas respecto a la capacidad del individuo de desarrollar la conducta. Fomentar la interacción con otros individuos que consiguen cambiar su conducta con éxito (p. ej., participación en un grupo de apoyo o formación en grupo). Preparar al individuo para los estados fisiológicos y emocionales que puede experimentar durante los intentos iniciales del desarrollo de una nueva conducta.
[5230] Mejorar el afrontamiento.	Ayudar al paciente a identificar los objetivos apropiados a corto y largo plazo. Ayudar al paciente a evaluar los recursos disponibles para lograr los objetivos. Ayudar al paciente a resolver los problemas de forma constructiva. Valorar el ajuste del paciente a los cambios de imagen corporal, si está indicado. Valorar el impacto de la situación vital del paciente en los papeles y relaciones. Valorar la comprensión del paciente del proceso de enfermedad. Valorar y comentar las respuestas alternativas a la situación. Ayudar al paciente a desarrollar una valoración objetiva del acontecimiento. Proporcionar al paciente opciones realistas sobre ciertos aspectos de los cuidados. Evaluar la capacidad del paciente para tomar decisiones. Animar al paciente a desarrollar relaciones. Fomentar las actividades sociales y comunitarias. Favorecer situaciones que fomenten la autonomía del paciente. Ayudar al paciente a identificar respuestas positivas de los demás. Estudiar con el paciente métodos anteriores en el manejo de problemas vitales. Apoyar el uso de mecanismos de defensa adecuados. Alentar la verbalización de sentimientos, percepciones y miedos. Animar al paciente a identificar sus puntos fuertes y sus capacidades. Valorar las necesidades/deseos del paciente de apoyo social. Ayudar al paciente a identificar sistemas de apoyo disponibles. Estimular la implicación familiar, según corresponda. Alentar a la familia a verbalizar sus sentimientos por el miembro familiar enfermo. Proporcionar un entrenamiento en habilidades sociales adecuadas. Ayudar al paciente a identificar estrategias positivas para afrontar sus limitaciones y manejar los cambios de estilo de vida o de papel.

Libro 12 NECESIDAD DE CRECIMIENTO PERSONAL

	Instruir al paciente en el uso de técnicas de relajación, si resulta necesario. Ayudar al paciente a afrontar el duelo y superar las pérdidas causadas por la enfermedad y/o discapacidad crónicas, si es el caso.
[4340] Entrenamiento de la asertividad	Identificar las barreras a la asertividad (p. ej., estado de desarrollo, enfermedad médica o psiquiátrica crónica y socialización de la mujer) Ayudar al paciente a que reconozca y reduzca las distorsiones cognitivas que bloquean la asertividad. Diferenciar entre conductas asertivas, agresivas y agresivas-pasivas. Ayudar a identificar los derechos personales, responsabilidades y normas en conflicto. Ayudar a clarificar las áreas problemáticas en las relaciones interpersonales. Promover la expresión de pensamientos y sentimientos, tanto positivos como negativos. Ayudar a identificar los pensamientos autoderrotistas. Ayudar al paciente a distinguir entre pensamiento y realidad. Instruir al paciente en las distintas formas de actuar con asertividad. Instruir al paciente sobre estrategias para la práctica de una conducta asertiva (p. ej., realizando solicitudes, respondiendo que no a solicitudes no razonables, e iniciando y finalizando una conversación). Facilitar las oportunidades de practicar mediante la discusión, modelación y juego de roles. Ayudar en la práctica de habilidades de conversación y sociales (p.ej., utilización de frases con \"Yo\", comportamientos no orales, apertura y aceptación de cumplidos). Valorar los esfuerzos en la expresión de sentimientos e ideas. Monitorizar los niveles de ansiedad e incomodidad relacionados con el cambio de conducta.
[7200] Fomentar la normalización familiar	Ayudar a la familia a modificar el régimen terapéutico prescrito para que se adapte al horario normal, cuando proceda. Animar a la familia a mantener una red social y un sistema de apoyo habituales. Animar a la familia a mantener los hábitos, rituales y rutinas normales.
[4350] Manejo de la conducta	Hacer que el paciente se sienta responsable de su conducta. Consultar a la familia para establecer el nivel cognitivo basal del paciente. Establecer límites con el paciente. Establecer hábitos. Establecer una coherencia entre los turnos en cuanto al ambiente y la rutina de cuidados. Repetir de forma coherente las rutinas sanitarias como medio para establecerlas. Evitar las interrupciones. Aumentar la actividad física, según corresponda. Redirigir la atención alejándola de las fuentes de agitación. Desalentar la conducta pasiva-agresiva. Alabar los esfuerzos de autocontrol.
[4920] Escucha activa	Establecer el propósito de la interacción. Mostrar interés por el paciente. Hacer preguntas o afirmaciones que animen a expresar pensamientos, sentimientos y preocupaciones. Mostrar conciencia y sensibilidad hacia las emociones. Utilizar la comunicación no verbal para facilitar la comunicación. Estar atento a las palabras que se evitan, así como a los mensajes no verbales que acompañan a las palabras expresadas. Estar atento al tono, ritmo, volumen, entonación e inflexión de la voz. Identificar los temas predominantes. Ofrecer la respuesta en el momento adecuado para que refleje la comprensión del mensaje recibido. Verificar la comprensión del mensaje mediante el uso de preguntas y retroalimentación.

		Evitar barreras a la escucha activa (minimizar sentimientos, ofrecer soluciones sencillas, interrumpir, hablar de uno mismo y terminar de manera prematura).
[0180] Manejo de la energía		Animar la verbalización de los sentimientos sobre las limitaciones. Controlar la ingesta nutricional para asegurar recursos energéticos adecuados. Observar al paciente por si aparecen indicios de exceso de fatiga física y emocional. Vigilar la respuesta cardiorrespiratoria a la actividad. Animar a realizar ejercicios aeróbicos, según la tolerancia. Observar/registrar el esquema y número de horas de sueño del paciente. Ayudar al paciente a comprender los principios de conservación de energía. Ayudar al paciente a limitar el sueño diurno proporcionando actividades que fomenten el estar despierto de forma plena, según corresponda. Limitar los estímulos ambientales (luz y ruidos) para facilitar la relajación. Facilitar la alternancia de períodos de reposo y actividad. Ofrecer ayudas para favorecer el sueño (p. ej., música o medicaciones). Ayudar al paciente a programar períodos de descanso. Evitar realizar actividades de cuidados durante los períodos de descanso programados. Planificar las actividades para los períodos en los que el paciente tiene más energía. Ayudar en las actividades físicas normales (deambulación, traslados, cambios posturales y cuidado personal), si resulta necesario. Ayudar al paciente a automonitorizarse desarrollando y utilizando un registro de ingesta calórica y de gasto de energía, según corresponda.
[5250] Apoyo en la toma de decisiones		Ayudar al paciente a identificar las ventajas e inconvenientes de cada alternativa. Establecer comunicación con el paciente al principio de su ingreso. Facilitar al paciente la articulación de los objetivos de los cuidados. Obtener el consentimiento informado, cuando se requiera. Facilitar la toma de decisiones en colaboración. Respetar el derecho del paciente a recibir o no información. Proporcionar la información solicitada por el paciente. Servir de enlace entre el paciente y la familia. Servir de enlace entre el paciente y otros profesionales sanitarios. Remitir a grupos de apoyo, según corresponda. Ayudar al paciente a aclarar los valores y expectativas que pueden ayudar a tomar decisiones vitales fundamentales.

Fuente: Elaboración propia a partir de clasificación NIC disponible en:

https://www.nnnconsult.com

ANEXO 5. FIGURA 4

Figura 4. Factores biopsicosociales en las enfermedades reumáticas.

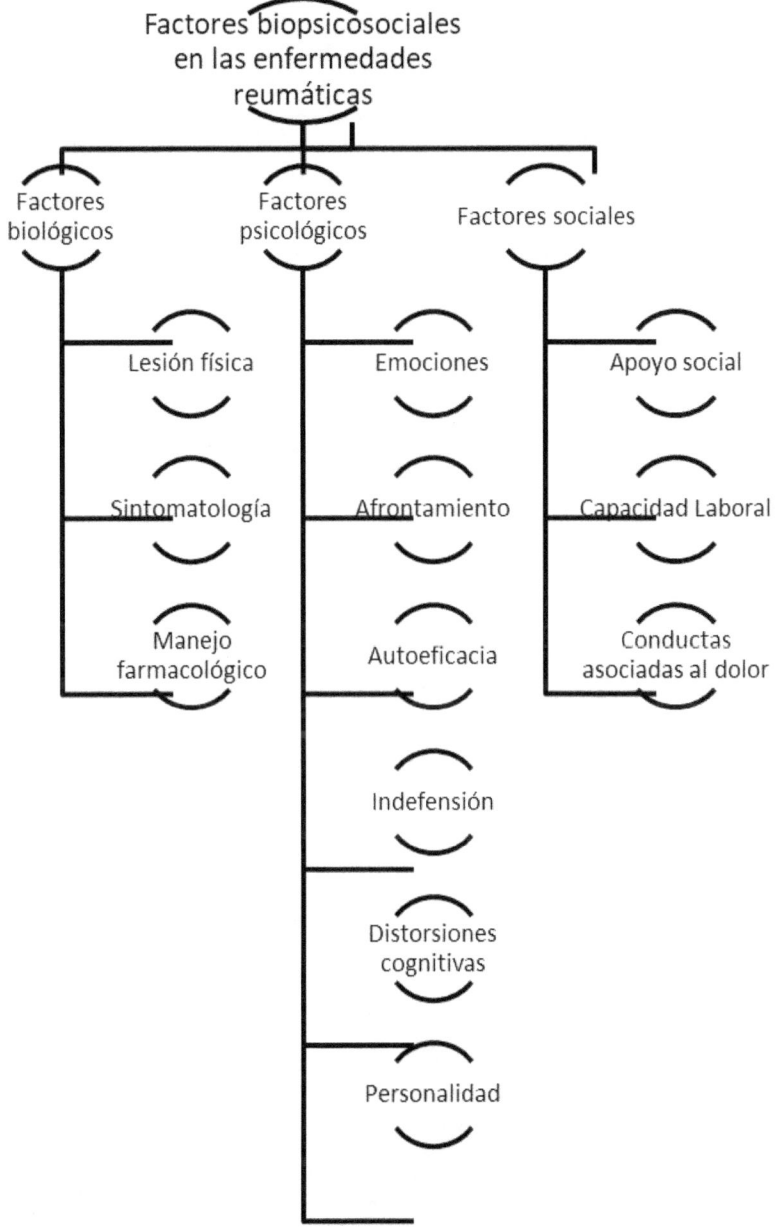

Fuente: Elaboración propia a partir de Ashburn, M, Staats P. Management of chronic pain. Lancet. 1999;353(9167):1865-1869.

ANEXO 6. TABLA 2

Tabla 2. Variables asociadas con la ansiedad y la depresión en la enfermedad pulmonar obstructiva crónica.

Incapacidad física
Oxigenoterapia durante largo tiempo
Índice de masa corporal bajo
Disnea grave
FEV1 < 50% del valor teórico
Calidad de vida baja
Exacerbación reciente de la enfermedad
Presencia de comorbilidad
Vivir solo
Sexo femenino
Tabaquismo activo
Clase social baja

FEV1: Volumen espiratorio forzado en el primer segundo.

Fuente: Rubio, M, Hermosa J, Nebreda, M. Ansiedad y EPOC. Archivos de Bronconeumología. 2009;45:51-53.

EDITOR: *Diego Molina Ruiz*

ANEXO 7. TABLA 3

Tabla 3. Repercusión de la ansiedad y la depresión en la enfermedad pulmonar obstructiva crónica.

Aumento del uso de corticoides
Incremento de las hospitalizaciones
Prolongación de la estancia hospitalaria
Mala adherencia al tratamiento
Disminución del estado funcional
Empeoramiento de la calidad de vida
Muerte prematura
Aumento del uso de recursos sanitarios

Fuente: Rubio, M, Hermosa J, Nebreda, M. Ansiedad y EPOC. Archivos de Bronconeumología. 2009;45:51-53.

EDITOR: *Diego Molina Ruiz*

ANEXO 8. TABLA 4

Tabla 4. Clasificación del grado de obesidad propuesto por el grupo de trabajo internacional sobre obesidad auspiciado por la OMS.

Categoría	Valores IMC (kg/m^2)
Normopeso	18,5-24,9
Sobrepeso	25-29,9
Obesidad Grado I	30-34,9
Obesidad Grado II	35-39,9
Obesidad Grado III (mórbida)	>40

Fuente: Morales M. Obesidad y trastorno por atracón: Ensayo para comprender y tratar la obesidad. Editorial Grupo 5; 2015.

EDITOR: *Diego Molina Ruiz*

ANEXO 9. TABLA 5

Tabla 5. Valores de riesgo según la distribución de la grasa corporal (datos antropométricos).

Criterio	Valores límite	
	Varones	**Mujeres**
Índice cintura-cadera	>1	>0,90
	>1	>0,85
Circunferencia de la Cintura SEEDO		
Valores de riesgo	>95cm	>82cm
Valores de riesgo elevado	>102cm	>90cm
Circunferencia de la cintura National Institutes of Health (NIH) Valores de riesgo	>102cm	>88cm
Diámetro sagital	>25cm	

Fuente: Morales M. Obesidad y trastorno por atracón: Ensayo para comprender y tratar la obesidad. Editorial Grupo 5; 2015.

EDITOR: *Diego Molina Ruiz*

ANEXO 10 TABLA 6

Tabla 6. Listado de abreviaturas que aparecen en el libro.

Abreviaturas	Significados
AR	Artritis Reumatoide.
ASDC	Asociación Americana de los Trastornos del Sueño.
C/C	Cociente Cintura/Cadera.
CO2	Dióxido de carbono.
CPAP	Continuous Positive Airway Pressure.
CV	Calidad de Vida.
DM	Diabetes Mellitus.
DSM	Diagnostic and Statistical Manual of Mental Disorders.
EPOC	Enfermedad Pulmonar Obstructiva Crónica.
ESD	Excesiva Somnolencia Diurna.
FEV1	Volumen Espiratorio Forzado en el primer segundo.
GES	Grupo de Espiritualidad.
HSA	Hemorragia Subaracnoidea.
HTA	Hipertensión Arterial.
IMC	Índice de Masa Corporal.
IOTF	International Obesity Task Force.
LCR	Líquido cefalorraquídeo.
m/p	Manifestado por.
NANDA	North American Nursing Diagnosis Association.
NHANES	National Health and Nutrition Examination Survey.
NIC	Nursing Interventions Classification.
NOC	Nursing Outcomes Classification.
O2	Oxígeno.
OMS	Organización Mundial de la Salud.
r/c	Relacionado con.
RT	Radioterapia.
SAHS	Síndrome de Apneas-Hipopneas del Sueño.
SARS	Síndrome Respiratorio Agudo Severo.
SECPAL	Sociedad Española de Cuidados Paliativos.
SEEDO	Sociedad Española para el Estudio de la Obesidad.
TEPT	Trastorno de Estrés Post-Traumático.
UCI	Unidad de Cuidados Intensivos.
VIH	Virus de Inmunodeficiencia Humana.
WHOQOL	World Health Organization Quality Of Life.

Fuente: Elaboración propia.

SOBRE EL EDITOR

DIEGO MOLINA RUIZ, Puertollano (Ciudad Real), 15 de Febrero de 1959.

Formación académica

Licenciado en Enfermería. Universidad Hogeschool Zeeland (Holanda) 2002. Especialista en Enfermería Médico-Quirúrgica. Master en Ciencias de la Enfermería. Universidad de Huelva. Diploma de Estudios Avanzados en Medicina Preventiva y Salud Pública, Universidad de Huelva.

Lugar de trabajo

Enfermero Comunitario UGC Gibraleón del Distrito Sanitario Huelva Costa Condado Campiña.

Profesor asociado Departamento de Enfermería, Universidad de Huelva.

Experiencia previa

Autor y Editor de editorial especializada CC SS. Enfo Ediciones, FUDEN, Madrid.

Como docente ha impartido los Módulos 6 sobre Técnicas de Resonancia Magnética y 7 sobre Técnicas de asistencia en Exploraciones Ecográficas del Curso de Formación Profesional Ocupacional "Técnico en Radiodiagnóstico" con Expediente 98/2005/J/221 y N° 21 – 15, de la Consejería de Empleo de la Junta de Andalucía, con un total de 250 horas docentes.

Desde 2006 desarrolla labor docente como profesor asociado en la Universidad de Huelva.

EDITOR: *Diego Molina Ruiz*

Experiencia investigadora
- **Líneas de investigación:** Salud Laboral, Atención Primaria, Preanalítica, Salud Mental.
- **Participación en proyectos de investigación**
  - Investigador colaborador en el proyecto FIS 12/ 1099.
  - En la actualidad participa en un proyecto de investigación en salud FIS.
- **Participación en proyectos editoriales**

  Más de 40 artículos publicados en revistas de enfermería y biomédicas, nacionales e internacionales. Más de 65 capítulos de libros y más de 60 libros como autor y editor.

Otros méritos
Miembro del Comité de Ética Asistencial de Huelva.

SOBRE LAS AUTORAS

MARÍA DEL PILAR GARCÍA SÁNCHEZ-VALLADARES,
Aranjuez (Madrid), 12 de Noviembre de 1988.

Formación académica

Diplomada en Enfermería. Universidad Complutense de Madrid (2006-2009).

Máster en Dirección y Gestión de Enfermería. Universidad Europea de Madrid.

Experto Universitario en Procesos e Intervenciones Enfermeras al Paciente Adulto en Situaciones de Riesgo Vital. Universidad Católica de Ávila.

Lugar de trabajo

Enfermera asistencial en Hospital 12 de Octubre de Madrid, actualmente en la Unidad de Hospitalización de Nefrología.

Experiencia investigadora

- **Trabajo de Fin de Máster:** Grado de satisfacción que experimentan los profesionales de enfermería con respecto a sus superiores inmediatos.

CRISTINA MORENO ZAPARDIEL, Aranjuez (Madrid), 14 de Agosto de 1988.

Formación académica

Licenciada en Psicología. Universidad Autónoma de Madrid. Especialidad Clínica y de la Salud (2006-2011). Máster Universitario en Psicología General Sanitaria. Universidad Camilo José Cela (Madrid).

Lugar de trabajo

Psicóloga Sanitaria en Clínica Atlas (Aranjuez). Atención e intervención en pacientes con diversas patologías.

Psicóloga en Colegio Público El Prado realizando tareas de refuerzo, orientación y apoyo con niños.

Psicóloga formadora. Foro técnico de Formación.

Experiencia previa

Psicóloga colaboradora en la Fundación Jiménez Díaz (Madrid).

Psicóloga colaboradora en centros privados de psicología de la Comunidad de Madrid: Acción Sinapsis, Clínica Vallés y Adalmed.

Psicóloga en centro de día. SARquavitae.

Psicóloga colaboradora en Centros Penitenciarios (Madrid). Aplicación de tratamiento a personas condenadas por maltrato de género en suspensión de condena.

Experiencia investigadora

- **Trabajo de Fin de Máster:** Mujeres víctimas de violencia de género: miedo e inadaptación en el momento de interponer una denuncia.

EDITOR: *Diego Molina Ruiz*

TÍTULOS DE LA COLECCIÓN
Notas sobre las 14 Necesidades de Virginia Henderson *(14 Libros)*

Libro 1: **RESPIRACIÓN.** *Necesidad de Respiración. Vol. 1*
Libro 2: **ALIMENTACIÓN.** *Necesidad de Alimentación. Vol. 2*
Libro 3: **ELIMINACIÓN.** *Necesidad de Eliminación. Vol. 3*
Libro 4: **MOVIMIENTO.** *Necesidad de Movimiento. Vol. 4*
Libro 5: **SUEÑO Y DESCANSO.** *Necesidad de Sueño y Descanso. Vol. 5*
Libro 6: **ARREGLO PERSONAL.** *Necesidad de Arreglo Personal. Vol. 6*
Libro 7: **TEMPERATURA.** *Necesidad de Temperatura. Vol. 7*
Libro 8: **HIGIENE.** *Necesidad de Higiene. Vol. 8*
Libro 9: **SEGURIDAD.** *Necesidad de Seguridad. Vol. 9*
Libro 10: **COMUNICACIÓN.** *Necesidad de Comunicación. Vol. 10*
Libro 11: **CREENCIAS.** *Necesidad de Creencias. Vol. 11*
Libro 12: **CRECIMIENTO PERSONAL.** *Necesidad de Crecimiento Personal. Vol. 12*
Libro 13: **ENTRETENIMIENTO.** *Necesidad de Entretenimiento. Vol. 13*
Libro 14: **APRENDIZAJE.** *Necesidad de Aprendizaje. Vol. 14*

EDITOR: *Diego Molina Ruiz*

Diego Molina Ruiz es ante todo un estudioso de los temas Socio-Sanitarios de actualidad. Autor y editor de diversos libros científico-técnicos relacionados con la salud y el medio ambiente.

En la actualidad trabaja para el Servicio Andaluz de Salud y como profesor de la Universidad de Huelva, donde participa como investigador de proyectos del Fondo de Investigaciones Sanitarias (FIS).

Nota del Editor:

Para poder atender cualquier consulta relacionada con el presente libro o bien con la colección a la que pertenece, quedo en todo momento a disposición de todos los lectores en la siguiente dirección de correo electrónico:

molina.moreno.editores@gmail.com

Edición impresa en papel y ebook disponible en:

www.amazon.com y www.amazon.es

EDITOR: *Diego Molina Ruiz*

Copyright © 2017 Diego Molina Ruiz (Editor)

Edita: sapientiaEd diegomolinaruiz@gmail.com

Coordinadora Editorial: Alba Flores Reyes

Diseño de portada: Diego Molina Ruiz

Imagen de portada: María López Zapata

Título del Libro: Necesidad de Crecimiento Personal

Libro número 12

Serie: Notas sobre las 14 Necesidades de Virginia Henderson

Primera edición: 10/10/2017

Nº de páginas: 148

Autora: Mª del Pilar García Sánchez-Valladares

Autora: Cristina Moreno Zapardiel

All rights reserved / Todos los derechos reservados

ISBN-10: 197837142X
ISBN-13: 978-1978371422

Edición impresa en papel y ebook disponible en:
www.amazon.com y www.amazon.es

Todos los derechos reservados. Este libro o cualquiera de sus partes no podrán ser reproducidos ni archivados en sistemas recuperables, ni transmitidos en ninguna forma o por ningún medio, ya sean mecánicos o electrónicos, fotocopiadoras, grabaciones o cualquier otro sin el permiso previo de los titulares del Copyright. Las imágenes han sido cedidas por los autores y se prohíbe la reproducción total o parcial de las mismas.

www.ingramcontent.com/pod-product-compliance
Lightning Source LLC
Chambersburg PA
CBHW070247230526
45470CB00002B/503